図解 眠れなくなるほど面白い

脂質の話

麻布大学
生命・環境科学部教授 守口 徹 監修
Toru Moriguchi

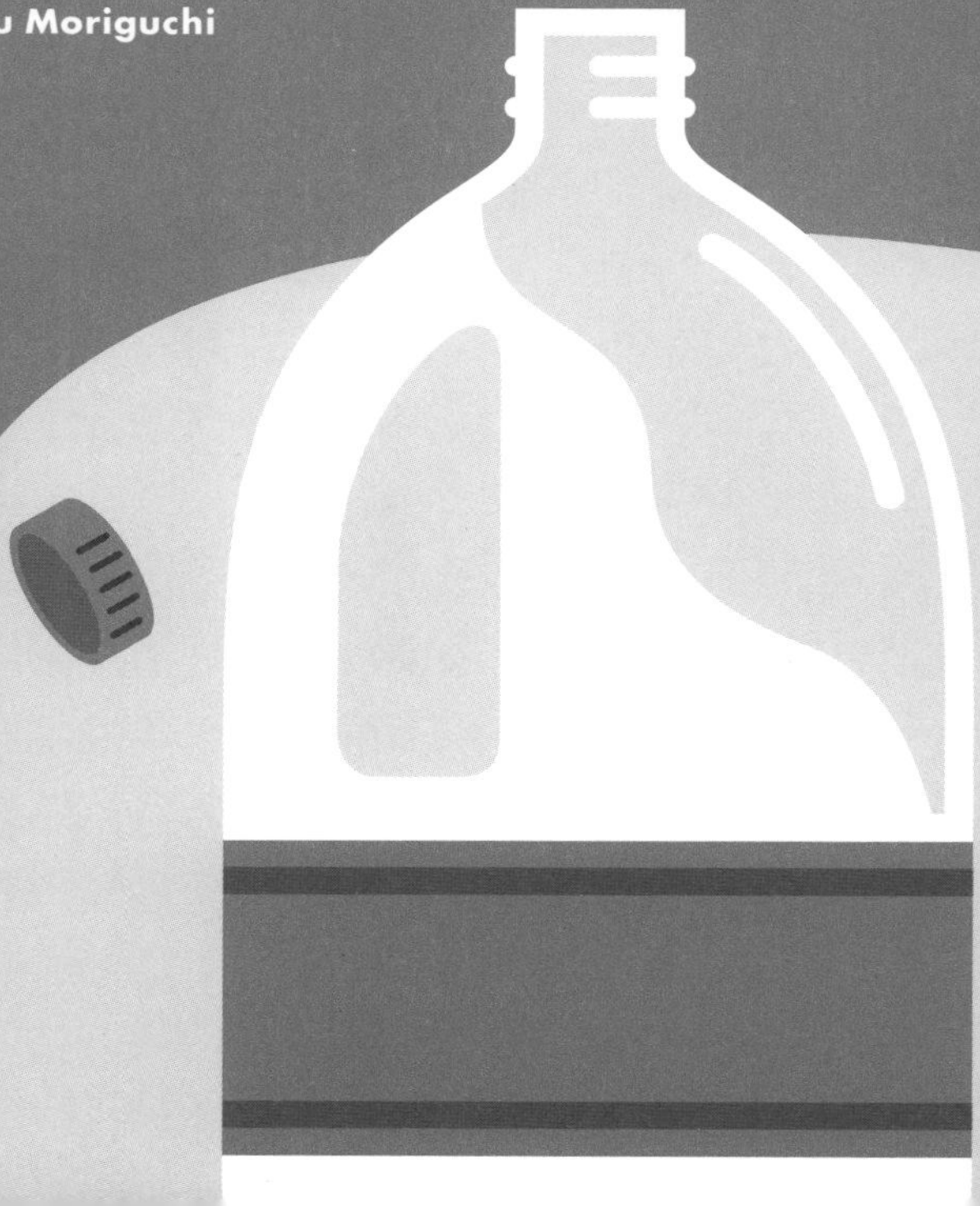

日本文芸社

はじめに

あぶら（脂質）のブームが始まって早くも5年ほどが過ぎました。
みなさんはすでに「あぶら」の良し悪しをご存知かと思いますが、スーパーに行ってみると、目移りしてしまうくらい種類が豊富です。オリーブオイルにココナッツオイル、そして、えごま油、アマニ油……。欲しかった「あぶら」の名前を忘れてしまうほど、とにかく多くの種類が販売されています。

健康に良さそうな情報をたくさん知っていても、すでにあなたの食生活にしっかりと浸透している「あぶら」は、なかなか変えられないし、減らせないものです。それは、なぜなのでしょうか？

それは「あぶら」は、とても美味しいものだからです。

その魔力に魅せられて、無頓着に「あぶら」を摂り続けて生活習慣病のリスクが高まることを許すのか？　それとも、ここらで心機一転、健康維持に向けて一歩前に出るのか、それはあなた次第です。

難しそうなことを言いましたが、「あぶら」の選び方は、慣れてしまえばそれほど難しいものではありません。

もう一度、本書を通じて「あぶら」について正しい知識を見直し、あなたの食生活を少しずつ整えて、将来の健康に備えてみませんか？

麻布大学　生命・環境科学部教授　守口徹

もくじ

第1章

ダイエットや健康のために不可欠な脂質の知識

第1章
ダイエットや健康のために不可欠な脂質の知識

ダイエットや健康な体をつくるなら脂質の知識が不可欠

脂質は生きていくために必須な栄養素

ダイエットや健康を考えると、「油はなるべく控えたほうがいい」というイメージを持っているのではないでしょうか？　もちろん、油の摂り過ぎはけっしていいことではありません。しかし、**油＝脂質は糖質やタンパク質と並ぶ三大栄養素のひとつで、生きていくために必ず摂らなければならないものです。**脂質は私たちの体を動かすエネルギーになるほか、私たちの体内に約37兆個もある細胞の膜を作っています。この脂質を理解せずに断ってしまうと、体がうまく機能しなくなり、さまざまな悪影響が出てきてしまいます。ダイエットや健康が目的でも、脂質はしっかり摂らなくてはいけないのです。

とはいえ、何でもいいから脂質を摂ればいいのか、というわけではありません。**じつは脂質にはいろいろな種類があり、それをバランスよく摂る必要があるのです。**たとえばサラダ油ばかり摂ったり、肉の脂身を食べ過ぎたりするなど、ある種の脂質ばかりに偏ると、肥満などにつながります。脂質の量だけ足りていれば「良し」ではなく、その内容が重要なわけです。

脂質にはどんな種類があるのか、それぞれがどんな役割を果たしているのか、12ページからひとつずつ解説していきます。脂質の知識をしっかりと身に着け、ダイエットはもとより健康に生きていくためにぜひ役立ててください。

脂質は三大栄養素（エネルギー産生栄養素）のひとつ

三大栄養素

- **糖質**　…体を動かすエネルギーとなる
- **タンパク質**　…筋肉や骨を作る
- **脂質**　…体を動かすエネルギーとなる、細胞膜を作る

糖質（炭水化物）、タンパク質、脂質は人間が生きていくために必要な「三大栄養素（エネルギー産生栄養素）」と呼ばれる。糖質はおもに体を動かすエネルギーに、タンパク質は体を作る材料に、脂質はその両方に利用される。ダイエットや健康を目指す場合でも、脂質は必ず摂らないといけない。

脂質の種類によって健康への影響が変わる

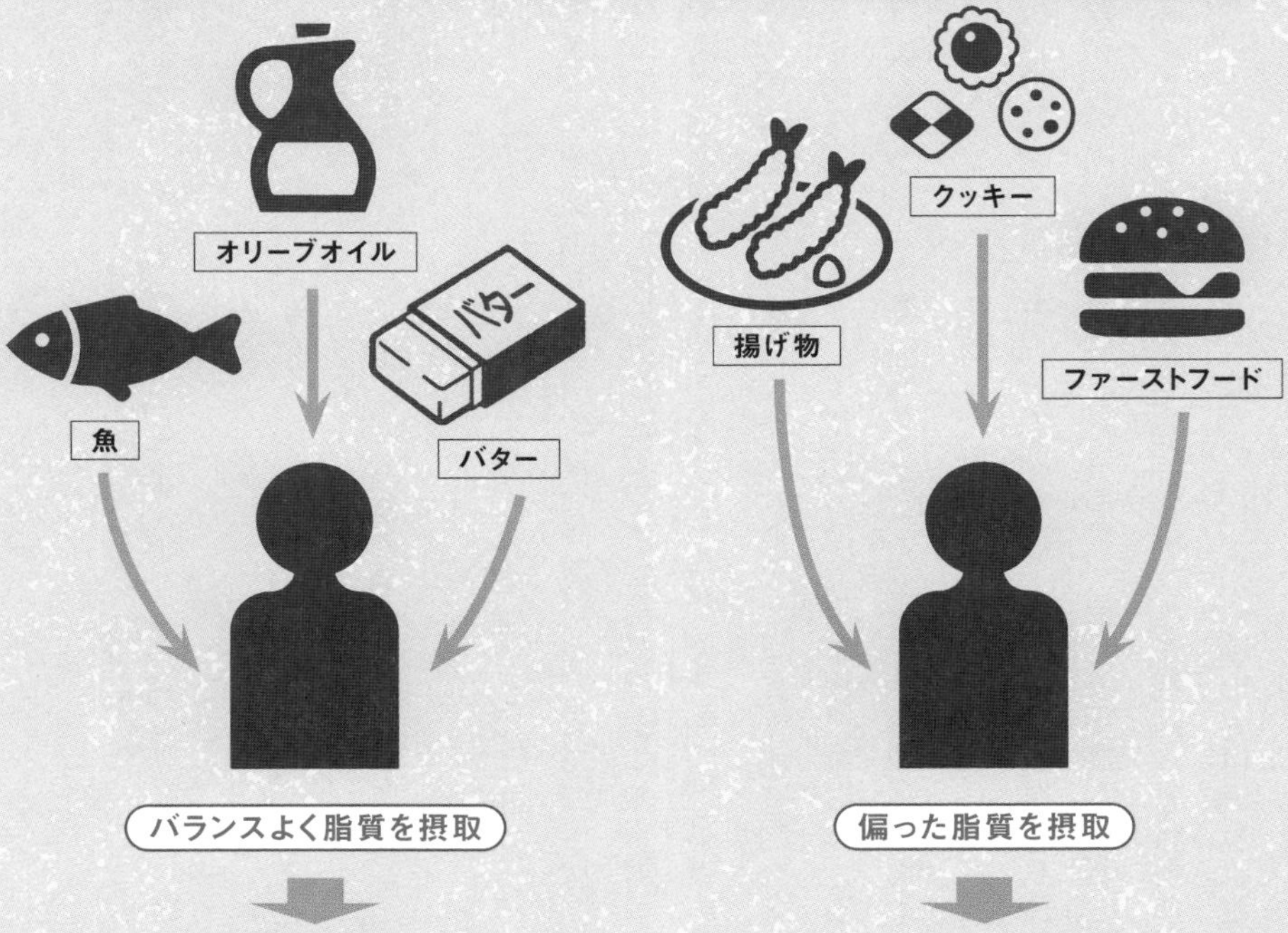

- エネルギーとして消費され太りにくい
- 脳を活性化させ認知症などを予防

- 脂肪として蓄積しやすく肥満の原因に
- 脳が正しく情報伝達できなくなる

第1章
ダイエットや健康のために不可欠な脂質の知識

「油」と「脂」ってどう違うの？

常温で液体の油と固体の脂

脂質には、大きく分けて「油」と「脂」の2種類があります。どちらも「あぶら」ですが、その特徴や原料は異なります。

油は常温で液体のもの。サラダ油やごま油など、いわゆる植物性油脂と呼ばれるもののほとんどが該当します。植物は種や胚芽、果肉などに油分を含んでおり、これを搾って抽出したものが植物性油脂と呼ばれます。

一方、**脂は常温のときは固体のもの。牛脂や豚脂という名前からわかるように、動物が体内に持っている油脂が基本的に該当します。**牛乳の乳脂肪から作られるバターも脂です。

ただ、油は植物性油脂、脂は動物性油脂と、必ずしもきれいに分かれるわけではありません。魚油は動物性油脂ですが「油」に属しますし、ココナッツを原料とするココナッツオイルは植物性油脂ですが常温で固体の「脂」です。

このように、「あぶら」と一言でいっても特徴の異なる油と脂の2種類があるのです。**栄養素としては同じ脂質ですが、体に与える影響が大幅に異なる**ので、まずはこの油と脂という分け方をよく覚えておいてください。

ちなみに油には、このほかに鉱物を原料とする原油があります。機械の潤滑油などに使われますが、人間をはじめ生物による分解が困難なため、食用に用いられることはありません。

「油」と「脂」の違い

油

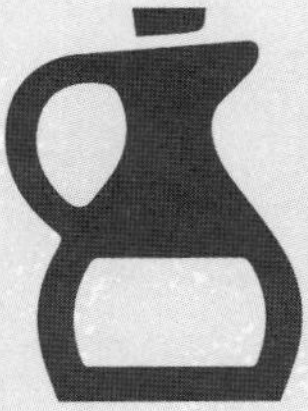

サラダ油
ごま油
オリーブオイル
えごま油
など

常温で液体
おもに植物性油脂

脂

牛脂（ヘット）
豚脂（ラード）

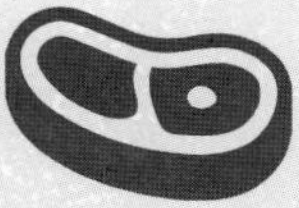

バター
など

常温で固体
おもに動物性油脂

油は常温で液体のもので、サラダ油やごま油などが代表的。一方、脂は常温では固体で、牛脂や豚脂などが挙げられる。一般的に、油は植物性油脂、脂は動物性油脂の多くが該当する。油と脂は体に与える影響が大きく異なるので違いを知っておこう。

動物性の「油」や植物性の「脂」もある

動物性の油

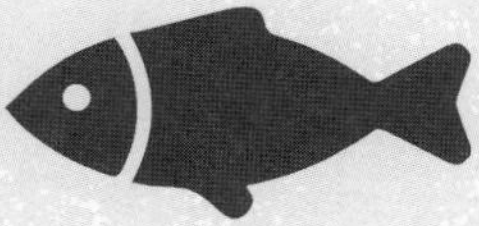

魚油 など

常温で液体

植物性の脂

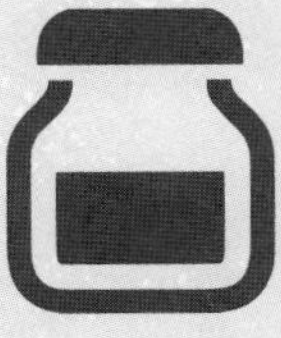

ココナッツオイル
カカオバター
など

常温で固体

動物性油脂のなかには、常温で液体の油も一部存在している。魚の油や馬の油などが該当する。一方で、植物性油脂のなかにもココナッツオイルやカカオバターなど常温で固体の脂が存在する。「植物性油脂＝油、動物性油脂＝脂」と必ずしもいえるわけではない。

第1章
ダイエットや健康のために不可欠な脂質の知識

脂質を構成する脂肪酸

脂肪酸が油脂の特徴を決める

脂質には油と脂の2種類があることを前述しましたが、こうした特徴の違いを生み出しているのが脂質の成分である脂肪酸です。

脂質というと、一般的には中性脂肪のことを指しますが、これはグリセロールという物質に脂肪酸が3つ結合した構成をしています。この脂肪酸は4種類に大別され（後述）、固まりやすさや栄養面などそれぞれ特徴が異なります。「その油脂がどのような脂肪酸で構成されているか」が、油脂の特徴を決定づけているのです。

少し細かい話になりますが、脂肪酸は分子構造としては炭素、酸素、水素の3種類の原子からなります。炭素が数珠のようにつながり、その周りを水素が取り囲むような形をしています。この炭素のつながる数が脂肪酸によって違い、それが特徴の違いとなって現われるのです。

ここで、炭素のつながる数が少ないものは「短鎖脂肪酸」、中くらいのものは「中鎖脂肪酸」、多いものは「長鎖脂肪酸」と区分されます。「中鎖脂肪酸は体にいい」という話を聞いたことがないでしょうか？　**脂肪酸は炭素の数が少ないほど代謝しやすいという特徴があり、中鎖脂肪酸は炭素の数が比較的少ない点で「燃えやすい脂肪酸」として注目されているのです。**

ともあれ、まずは脂肪酸というものが脂質を構成していることを理解しておいてください。

脂質は脂肪酸で構成される

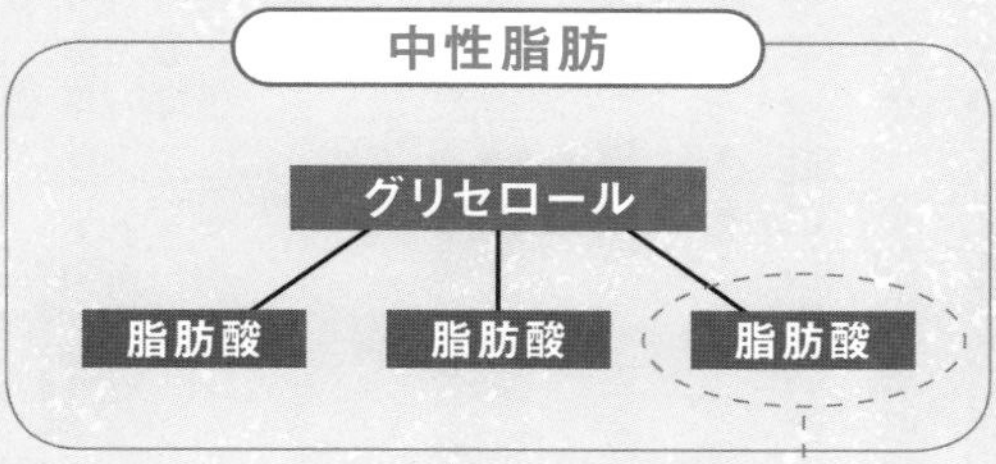

一般的な脂質である中性脂肪は、グリセロール（グリセリンともいう）に脂肪酸が3つ結合した構造をしている。

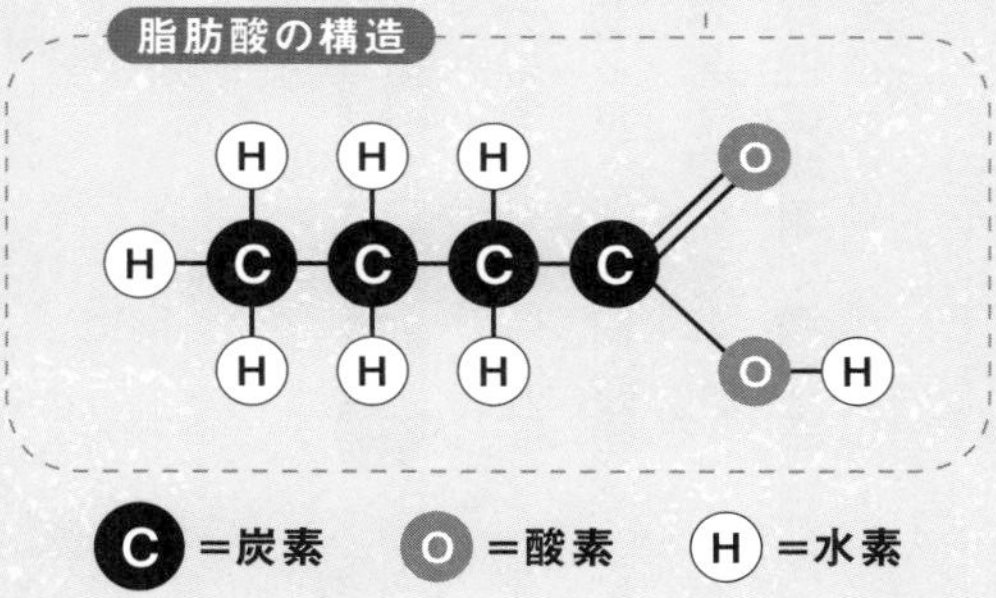

脂肪酸はC（炭素）、H（水素）、O（酸素）の3種類の原子で構成される。

脂肪酸は種類によって構造が違う

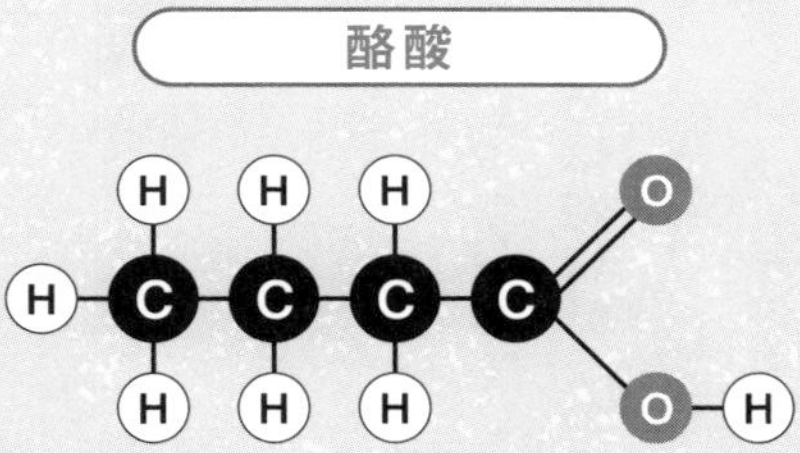

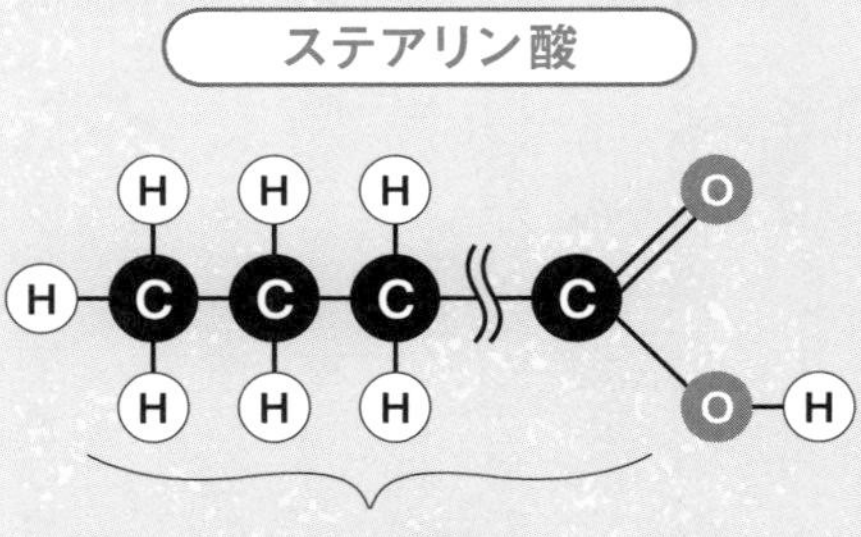

脂肪酸は種類によって炭素の数が変わってくる。たとえば酪酸は炭素が4個だが、ステアリン酸は炭素が18個もつながっている。この構造の違いが特徴の違いを生み出しているのだ。ちなみに炭素の数に応じて短鎖脂肪酸、中鎖脂肪酸、長鎖脂肪酸という区分がされる。

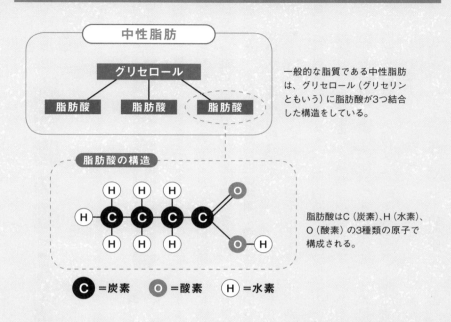

飽和脂肪酸と不飽和脂肪酸

油と脂の特徴を分ける2種類の脂肪酸

脂肪酸の種類は、大きく分けると飽和脂肪酸と不飽和脂肪酸のふたつがあります。**飽和脂肪酸は分子構造として炭素が水素で満たされている脂肪酸で、不飽和脂肪酸は逆に水素で満たされていない炭素を持つ脂肪酸です。**

言葉ではわかりにくいですが、左ページの図を見ると一目瞭然でしょう。飽和脂肪酸は各炭素が水素ふたつと規則正しく結びついていますが、不飽和脂肪酸は水素との結びつきが欠けている炭素が一部あり、代わりにその炭素同士が結びついています(=二重結合)。

これが何を意味するのかというと、**飽和脂肪酸は分子構造がしっかりしていて油脂として固く、不飽和脂肪酸は逆に分子構造が弱くて粘性が低い**、ということです。常温で固体の脂は飽和脂肪酸を多く含み、常温で液体の油は不飽和脂肪酸をたくさん含んでいます。逆に、含んでいる脂肪酸の違いから脂は固まりやすく油は固まりにくい、といえます。

なお不飽和脂肪酸は、二重結合が1ヵ所だけの一価不飽和脂肪酸と、二重結合が2ヵ所以上ある多価不飽和脂肪酸に分けられます。一価不飽和脂肪酸は体内で作れる脂肪酸で、多価不飽和脂肪酸は体内で作れない脂肪酸です。多価不飽和脂肪酸は食事から摂取する必要があるため、必須脂肪酸と呼ばれています。

飽和脂肪酸と不飽和脂肪酸の違い

飽和脂肪酸

常温で固体
炭素間の二重結合がない

分子構造の例

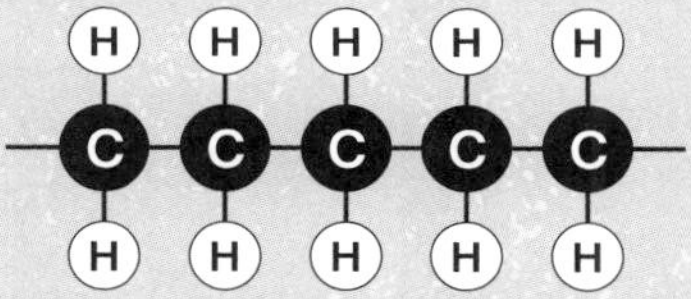

C（炭素）とH（水素）が規則正しく結合している

不飽和脂肪酸

常温で液体
炭素間の二重結合がある

分子構造の例

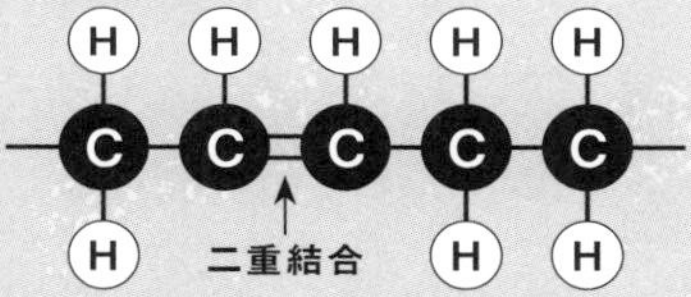

C（炭素）の一部が二重結合し、その分H（水素）が少ない

一価不飽和脂肪酸

炭素間の二重結合が1ヵ所
体内で作れる

分子構造の例

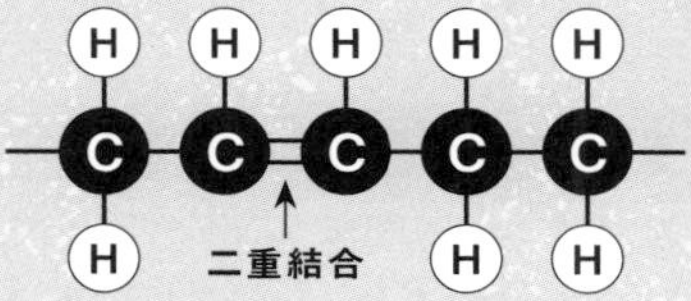

多価不飽和脂肪酸

炭素間の二重結合が2ヵ所以上
体内では作れない**必須脂肪酸**

分子構造の例

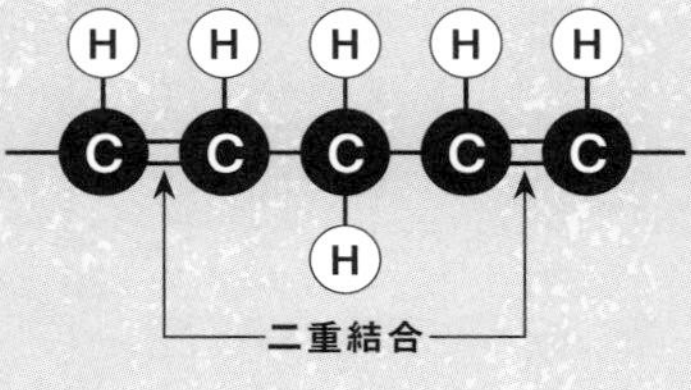

脂肪酸の種類

各種脂肪酸の特徴

実際にどんな脂肪酸があるのか、代表的な脂肪酸を左ページにまとめました。

まず、常温で固体の脂に多く含まれる飽和脂肪酸。ラウリン酸やミリスチン酸は植物性の脂の主成分で、とくにラウリン酸は消化にいい中鎖脂肪酸として注目されています。一方、動物性の脂の主成分はパルミチン酸やステアリン酸。こちらは**体に溜まりやすい長鎖脂肪酸で、摂り過ぎると動脈硬化などのリスクを高めます。**

つぎに、油に含まれる不飽和脂肪酸のうち、体内でも作れる一価不飽和脂肪酸。オリーブオイルの主成分であるオレイン酸が代表的です。**酸化しにくく、熱にも強く、扱いやすいのが長所ですが、摂り過ぎると肥満につながります。**

そして不飽和脂肪酸のうち、体内で作れない多価不飽和脂肪酸。多くのサラダ油に含まれるリノール酸は、もっとも身近です。ただ、この脂肪酸は大豆や小麦、米などにも含まれており、無意識に摂り過ぎている可能性があります。一方、「健康にいい」とよくいわれる**EPAやDHAは、魚をあまり食べなくなった現代日本人には不足しがちな脂肪酸。**意識して摂るべき脂肪酸であるといえます。

なお、不飽和脂肪酸はほぼすべてが長鎖脂肪酸で、なかでもEPAやDHAはとくに炭素のつながりが長い脂肪酸です。

脂肪酸の種類と特徴

■飽和脂肪酸

名前	炭素の数	二重結合の数	説明
酢酸	2	0	酢に含まれる
酪酸	4	0	バターやチーズなどに含まれる
ラウリン酸	12	0	ココナッツオイルやパームオイルなどに含まれる
ミリスチン酸	14	0	
パルミチン酸	16	0	牛脂（ヘット）や豚脂（ラード）などに含まれる
ステアリン酸	18	0	

■一価不飽和脂肪酸

名前	炭素の数	二重結合の数	説明
パルミトレイン酸	16	1	マカデミアナッツオイルなどに含まれる
オレイン酸	18	1	オリーブオイルの主成分

■多価不飽和脂肪酸

名前	炭素の数	二重結合の数	説明
リノール酸	18	2	大豆油やコーン油などの主成分。 小麦や米などにも含まれている
γ-リノレン酸	18	3	体内に取り込まれたリノール酸から生成される
α-リノレン酸	18	3	えごま油や亜麻仁油などに含まれる
アラキドン酸	20	4	体内に取り込まれたリノール酸から生成される
EPA （エイコサペンタエン酸）	20	5	魚油の主成分
DHA （ドコサヘキサエン酸）	22	6	

そもそも脂質は摂ると太る？

脂質の選び方で太りにくい体を

脂質は「摂ると太る」というイメージで語られますが、本当にそうなのでしょうか？

確かに、脂質はカロリーが高いのは事実です。三大栄養素のうち糖質やタンパク質が１ｇあたり約４ｋｃａｌなのに対し、脂質は１ｇあたり９ｋｃａｌも持っています。同じ量を摂取すると、脂質は糖質やタンパク質の倍以上のカロリーを摂ってしまうことになります。**脂質を摂り過ぎれば、エネルギーとして消費できなかった分だけ体脂肪が増えてしまいます。**

ただ注意したいのは、脂質のなかでも太りやすい脂質と太りにくい脂質があるということです。**簡単にいってしまえば、常温で固体の脂は太りやすく、常温で液体の油は太りにくい。**脂は体内でも固まって蓄積しやすいのですが、油は体内でもサラサラでエネルギーとして消費されやすい性質があります。つまり、同じ量の脂質を摂っても、脂を摂るか油を摂るかによって太りやすさは変わってくるのです。

たとえば肉の脂身をやたらと食べれば脂質の量が控えめでも太りやすいですし、その分をＥＰＡやＤＨＡの豊富な魚油に替えれば逆に太りにくい体になります。そういう意味ではリノール酸が豊富なサラダ油も太りにくい油ですが、リノール酸はいろいろな加工食品に含まれていて摂り過ぎになりやすいので注意が必要です。

脂質は実際にカロリーが高い

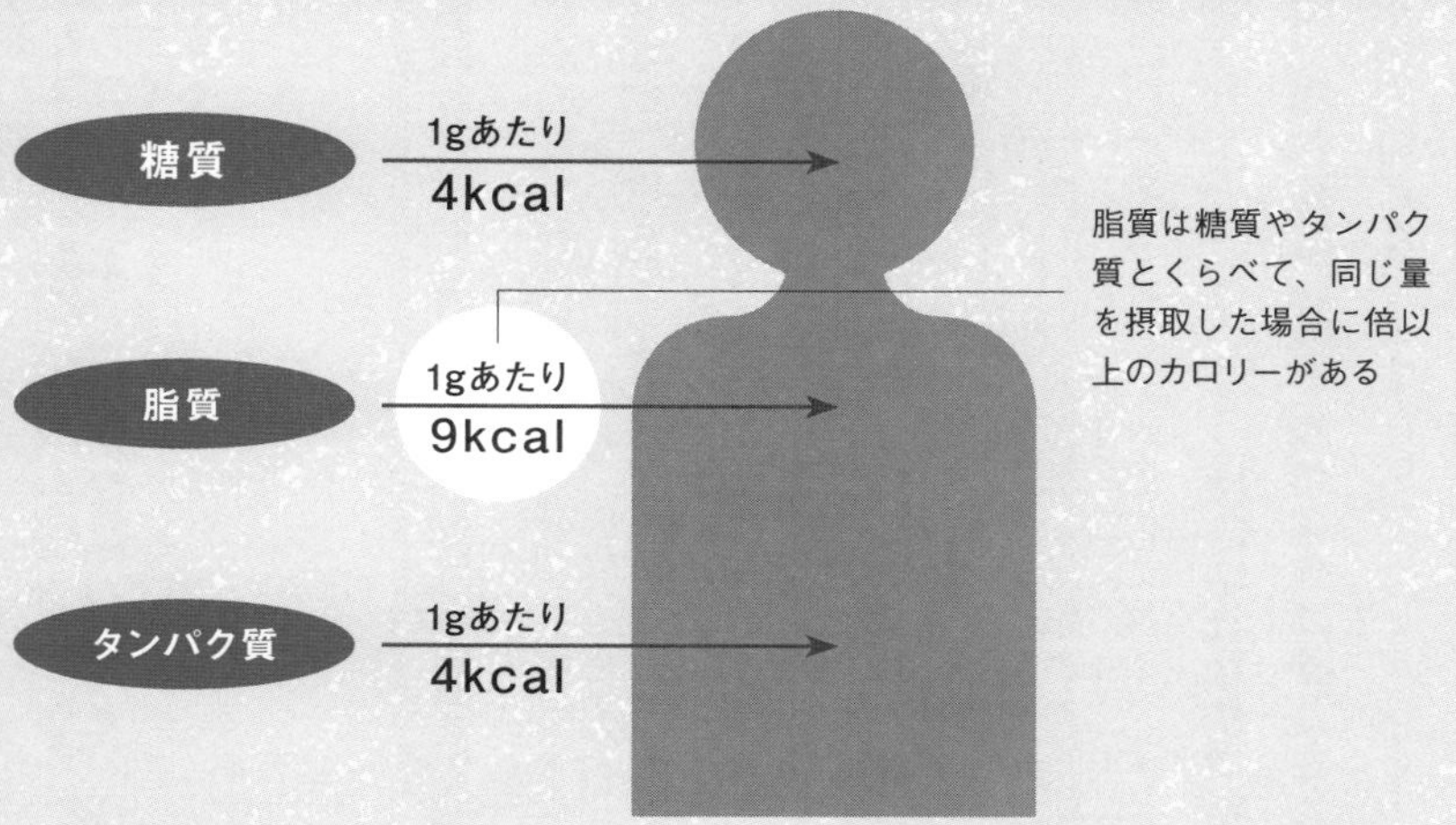

脂質の種類によって健康への影響が変わる

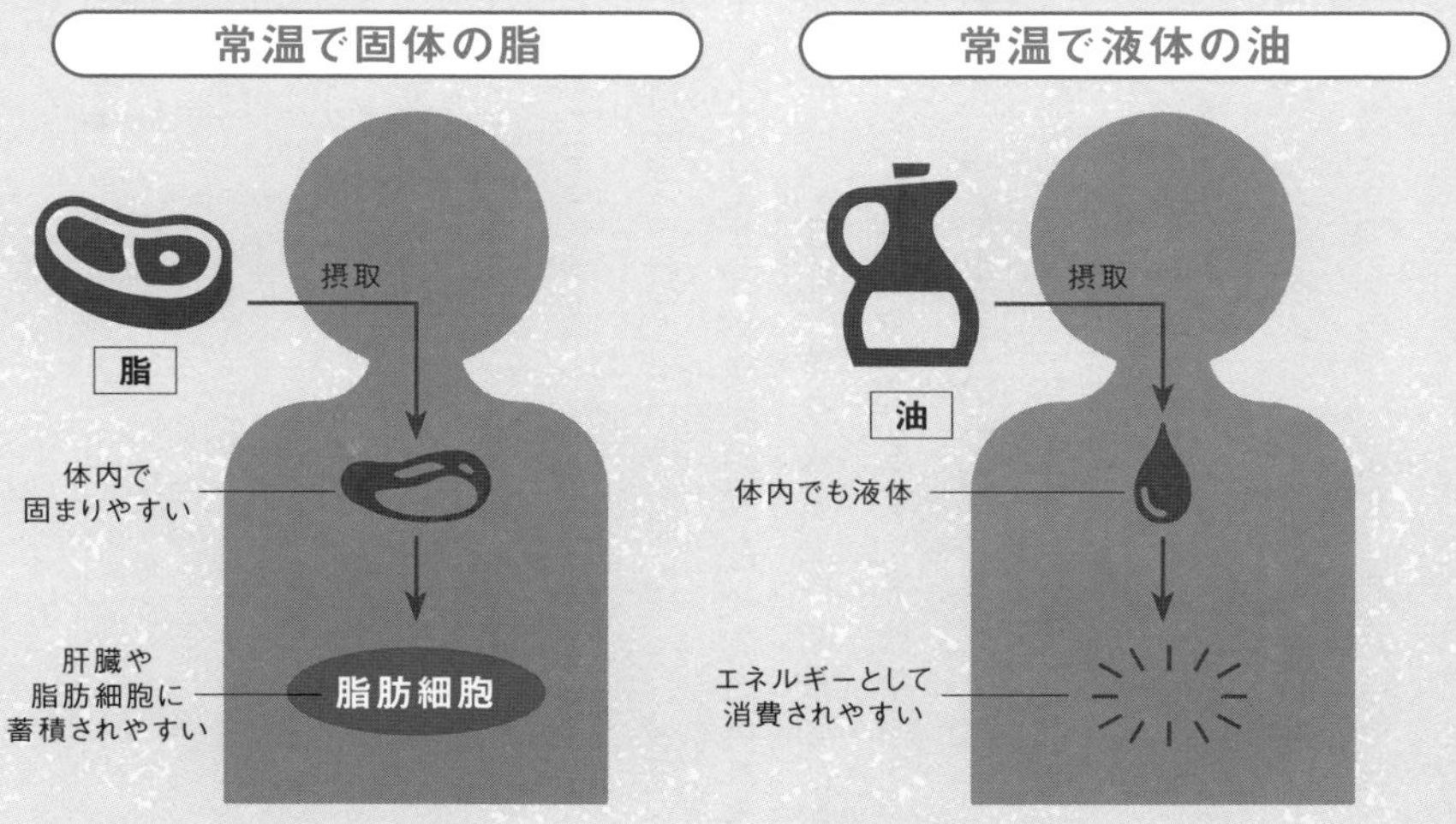

第1章

ダイエットや健康のために不可欠な脂質の知識

体脂肪がつくメカニズム

体脂肪の原因は糖質と脂質の両方

脂質の摂り過ぎや脂質の選び方次第では、体脂肪が増えて太ってしまいます。でも、太る原因はじつはそれだけではないのです。人が太るメカニズムをここで紹介しておきましょう。

私たちが食事によって摂る栄養素のうち、体を動かすエネルギーとなるのが糖質と脂質です。糖質は体内でブドウ糖に分解され、脂質は脂肪酸に分解され、それぞれエネルギーとして消費されます。そして、**使い切れなかったブドウ糖や脂肪酸は肝臓や脂肪細胞に貯蓄され、これが体脂肪となります。**いざというときのためにエネルギーを蓄えておくわけです。

つまり、体脂肪となるのは糖質と脂質の両方なのです。糖質の摂り過ぎも脂質の摂り過ぎも、どちらも肥満につながるのです。

とはいえ、体脂肪は生きていくうえである程度は必要です。**体脂肪は緊急時のエネルギーとなるだけでなく、体を外気温や衝撃などから保護する役目も持っています。それが増え過ぎると、太ってしまうというわけです。**

ちなみに余ったエネルギーを体脂肪として蓄えるのは、脂質（＝脂肪）がエネルギーの貯蔵に向いているからです。糖質（＝ブドウ糖）のまま体内で蓄えようとすると、重くて体を動かしにくくなってしまいます。脂質はそれだけエネルギー効率に優れているということです。

食べた物が体脂肪になる流れ

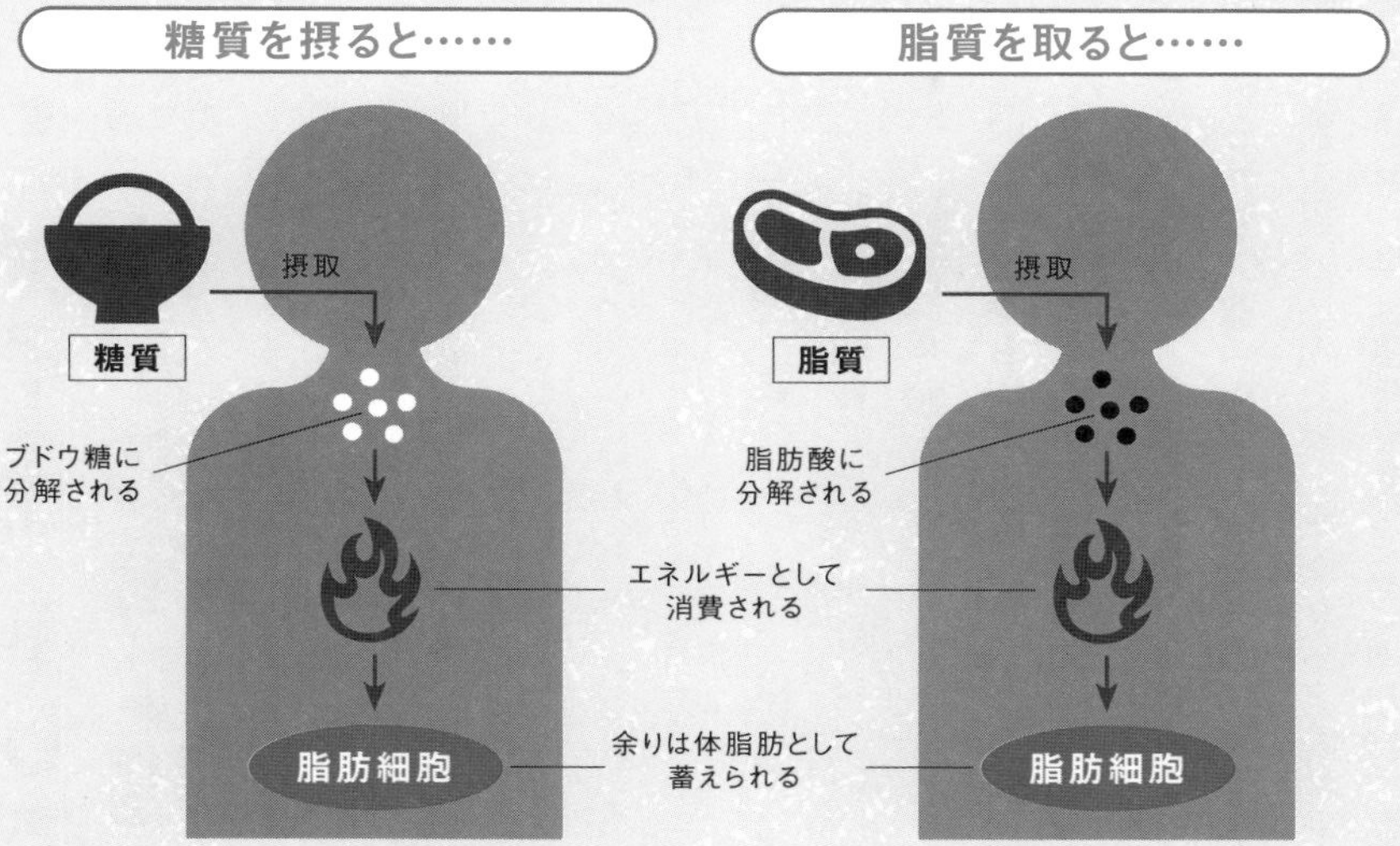

糖質を摂ると体内でブドウ糖に、脂質を摂ると脂肪酸に、それぞれ分解される。これらは体を動かすエネルギーとして使われ、余った分はどちらも体脂肪として蓄えられる。

体脂肪はエネルギーの貯蔵に向いている

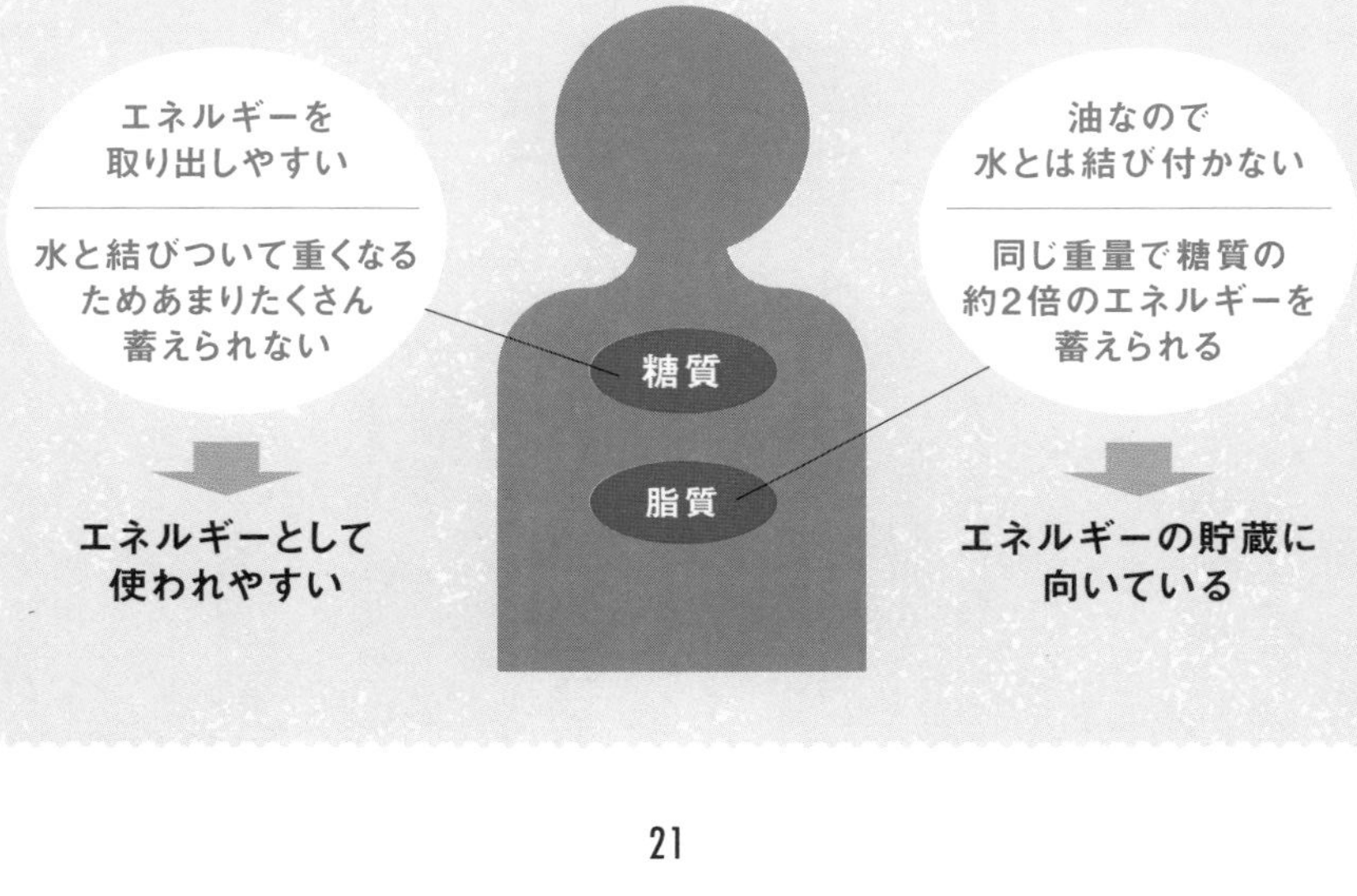

第1章

ダイエットや
健康のために
不可欠な
脂質の知識

ダイエットしている人にも油が必須な理由

脂質をしっかり摂りながらダイエットを

脂質の選び方によって太りやすさに違いがあることを18ページで紹介しました。とはいえ、あくまでも太りにくいというだけで、けっして痩せるわけではありません。「やっぱりダイエットを考えると脂質を控えたほうがいいの?」という疑問も沸いてくると思います。

しかし、**ダイエットをする場合でも脂質は必ず摂らなければいけません。なぜなら、私たちの体に約37兆個もある細胞は、脂質を成分とする膜に守られているからです。**この細胞膜は、細胞に栄養を摂り込んだり、細胞から老廃物を排出したりといった役割を果たしています。脂質が不足すると細胞膜の機能が低下し、肌荒れや髪のパサつきなどを引き起こします。

また私たちの脳は、その有形成分の約65%が脂質です。脂質が足りないと脳の働きも鈍ってしまうのです。これが原因で、うつ状態に陥ったり認知症につながる場合もあります。

そのほか、脂質は糖質と並んで私たちの体を動かすエネルギーでもあります。脂質を摂らないと体が満足に動かなくなってしまうのです。

以上のように、脂質は私たちが生きていくために欠かせない栄養です。ダイエット中の人でも必ず摂らなくてはいけません。そのなかで、できるだけ太りにくい脂質を摂ることが、ダイエットのポイントといえるでしょう。

人間は脂質を摂らないと生きていけない

脂質は細胞膜を形成している

細胞

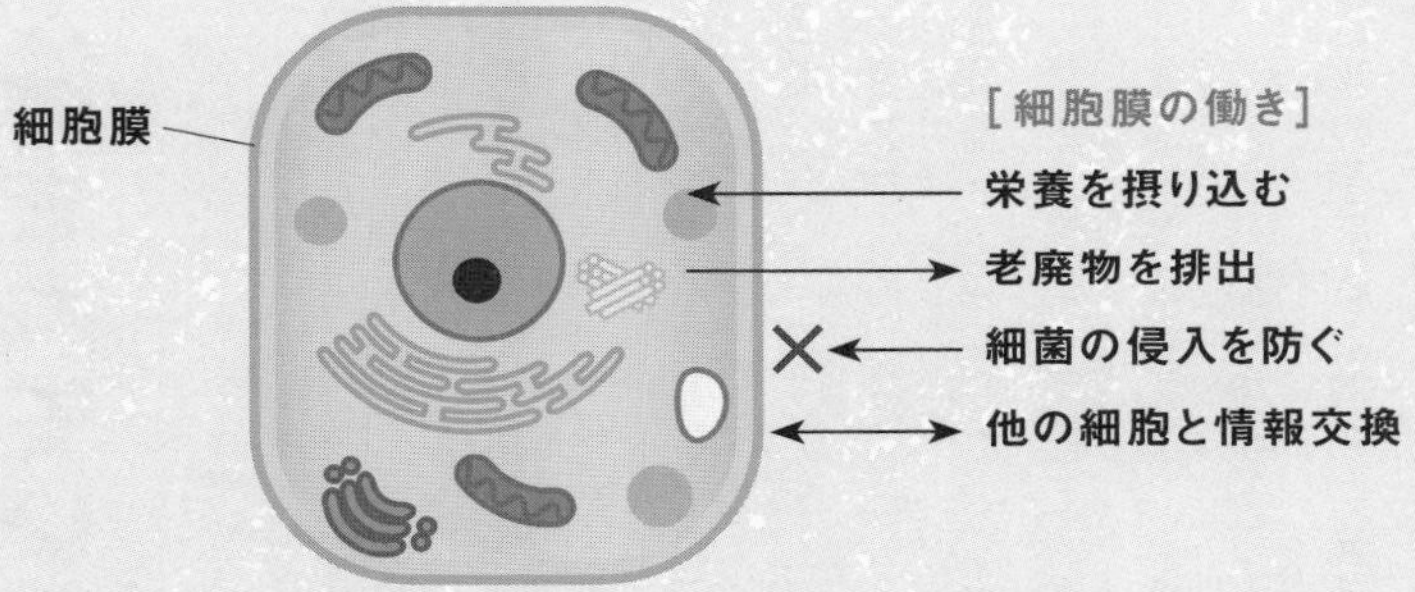

私たちの細胞の膜を作っているのは脂質である。細胞膜は細胞に栄養を摂り込んだり、細胞から老廃物を排出したりといった働きをしている。脂質をしっかり摂らないと細胞膜の弾力が失われ、その機能が低下してしまう。良質な細胞膜を維持するために脂質は欠かせないのだ。

脂質は大事なエネルギー

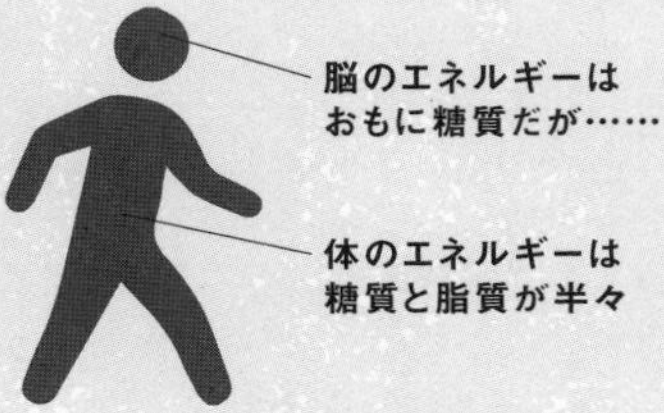

しかも……
脂質は糖質の約2倍の
エネルギーを持っている!

脂質は糖質とともに体を動かすエネルギーとなる。糖質が不足した場合には、脂質がケトン体という物質に変化して、代わりに脳のエネルギーとなる。また脂質は糖質とくらべて同じ重量で約2倍のカロリーを持ち、エネルギー効率が優秀だ。

脂質は脳の主成分

脳

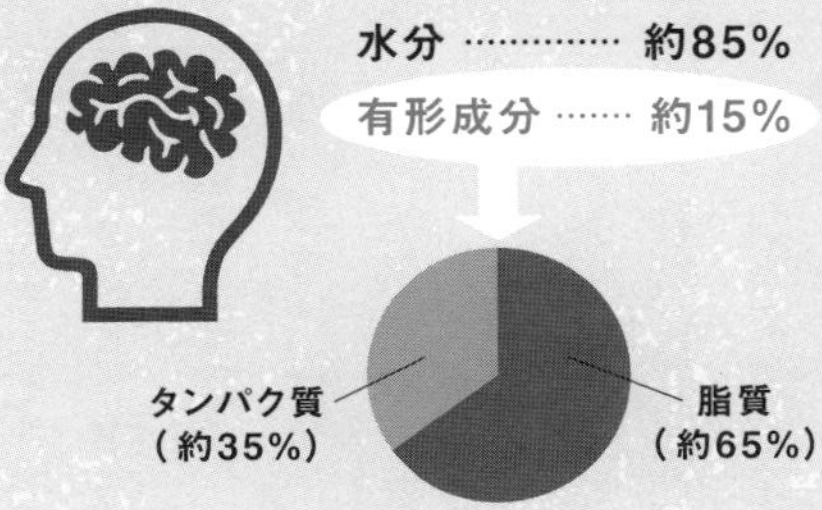

脳は大部分が水分だが、全体の15%ほどを有形成分が占める。その有形成分をおもに構成するのが脂質だ。私たちが摂った脂質は脳を作る大事な成分。脂質が不足すると脳の機能が低下し、うつや認知症などにつながる場合がある。

第1章
ダイエットや健康のために不可欠な脂質の知識

1日に必要な油の量は決まっている？

脂質摂取の目安量

これまで述べてきたように、私たちは脂質を摂らないと生きていけません。ですが、**やみくもに脂質を摂ると体内で余ってしまい、体脂肪が増えて太る原因となります。脂質は適正な量を摂ることが大事なのです。**

どれくらい脂質を摂ればいいかというと、これは厚生労働省がその基準を定めています。まず、年齢や性別によって1日に必要なカロリーの目安があり、そのうち脂質から得るカロリーは全体の20～30％が適正とされています。たとえば成人男性なら1日に2400～2800kcalが目安で、そのうち480～840kcalを脂質から摂りましょう、ということです。脂質は1gにつき9kcalですから、逆算すると1日に53～93gくらいが摂取の目安となります。ただ、身体活動量や体重などによっても必要カロリー数は変わってきますので、あくまでも目安として見ておいてください。

なお、**脂質はサラダ油や肉の脂など一目で油脂とわかるものばかりでなく、いろいろな食品に隠れて入っています**。左ページに例を挙げておきました。グラム数を見ると、意外にたくさんの脂質が含まれているのがわかるでしょう。知らないうちに脂質量をオーバーしている場合がありますので、意識して油を抑え気味にするくらいがちょうどいいと思います。

必要カロリー数から逆算すると……

1日に必要なカロリー量

成人男性 ………	2400～2800kcal
成人女性 ………	2000～2400kcal

※厚労省「日本人の食事摂取基準（2020年度版）」より

推奨される栄養バランス

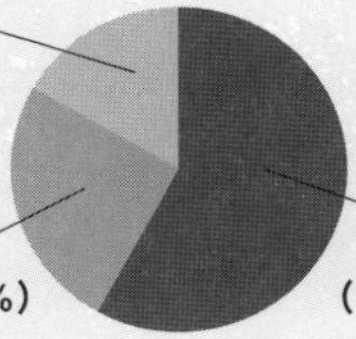

1日に必要な脂質量

成人男性 ………………………	53～93g
成人女性 ………………………	44～80g

厚生労働省では年齢や性別によって1日に必要なカロリー数の目安を発表している。成人男女に関しては左上の表がその目安。また、そのカロリーのうち20 ～ 30%を脂質から摂るのが望ましいとされており、逆算すると1日あたりの脂質量は左記のようになる。

知らずに脂質を摂り過ぎている可能性も

身近な食品に含まれる100gあたりの脂質量

クロワッサン
（26.8g）

即席ラーメン
（19.1g）

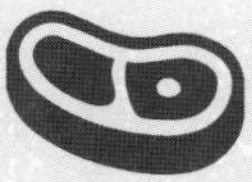
和牛サーロイン
（47.5g）

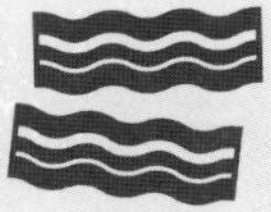
ベーコン
（39.1g）

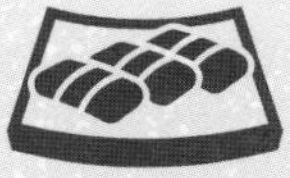
くろまぐろ刺身（トロ）
（27.5g）

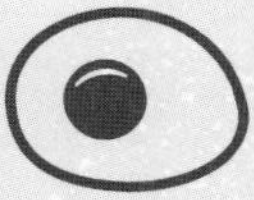
卵黄
（33.5g）（1個あたり約6.7g）

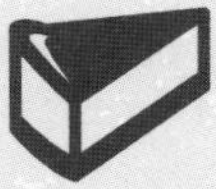
レアチーズケーキ
（28.0g）

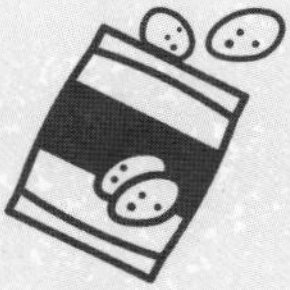
ポテトチップス
（35.2g）

※数値はそれぞれ可食部100gあたり。
文科省「日本食品標準成分表2015年版（七訂）」より

脂質はたくさんの食品に含まれている。牛サーロインステーキを200gも食べたらそれだけで1日の脂質摂取量に達してしまうのだ。脂身の少ない赤身肉を食べるなどして、脂質を意識的に減らすくらいがちょうどいい。ポテトチップスなどの菓子類も要注意だ。

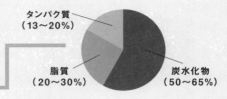

第1章
ダイエットや健康のために不可欠な脂質の知識

最近よく聞く「オメガ3系の油」って?

油選びに重要な「オメガ○系」

油に関して「オメガ○系」という言葉を聞いたことがないでしょうか? これは脂肪酸のうち不飽和脂肪酸を特徴の違いから種類分けした呼び名です。**同じ不飽和脂肪酸でも「オメガ○系」ごとに体への作用が全然異なるのです。**

基本的には、オメガ3系、6系、9系の3つに分けられます。左のページで紹介する構造を見るとわかりますが、炭素の二重結合の位置が「オメガ○系」の数字になっています。

ここで重要なのが、**多価不飽和脂肪酸が「オメガ3系」と「オメガ6系」に分かれることです。**同じ多価不飽和脂肪酸という括りですが、この両者は相反する作用を持っているのです。簡単にいうと**オメガ3系は細胞膜を柔らかくし、オメガ6系は固くします。どちらかに偏ると細胞膜のバランスが崩れてしまうわけです。**

とはいえ、世の中にはオメガ3系にくらべてオメガ6系を含む油が圧倒的に多く、現代日本人は極端にオメガ6系に偏った食生活になっているのが事実です。そのため、オメガ3系を摂れる希少な油……魚油やえごま油が、「体にいい」といわれて注目されているのです。

一方、中立的な立場なのがオメガ9系です。こちらは必須脂肪酸ではないため積極的に摂る必要はありませんが、オメガ6系の摂り過ぎを防ぐため代わりに摂るのも手です。

オメガ3系、オメガ6系、オメガ9系の違い

オメガ3系の例 （α-リノレン酸（多価不飽和脂肪酸））

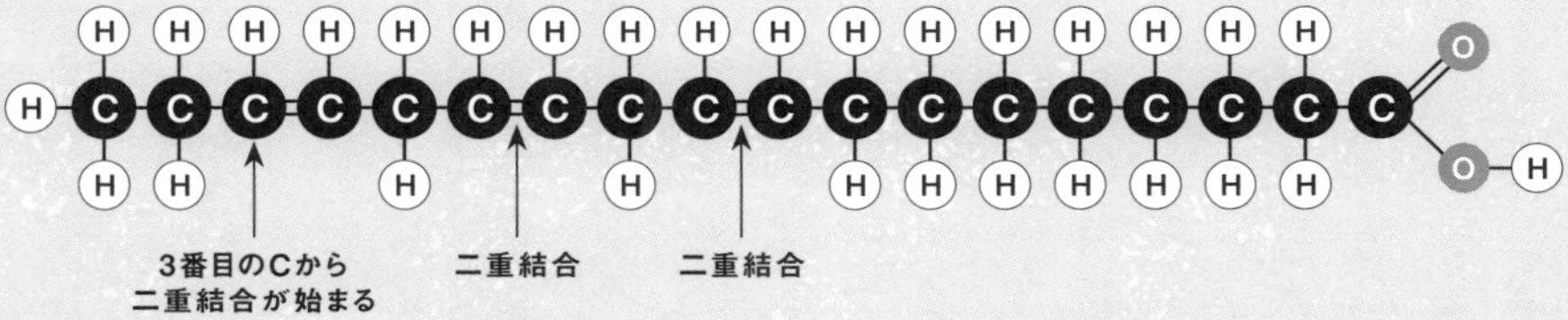

オメガ6系の例 （リノール酸（多価不飽和脂肪酸））

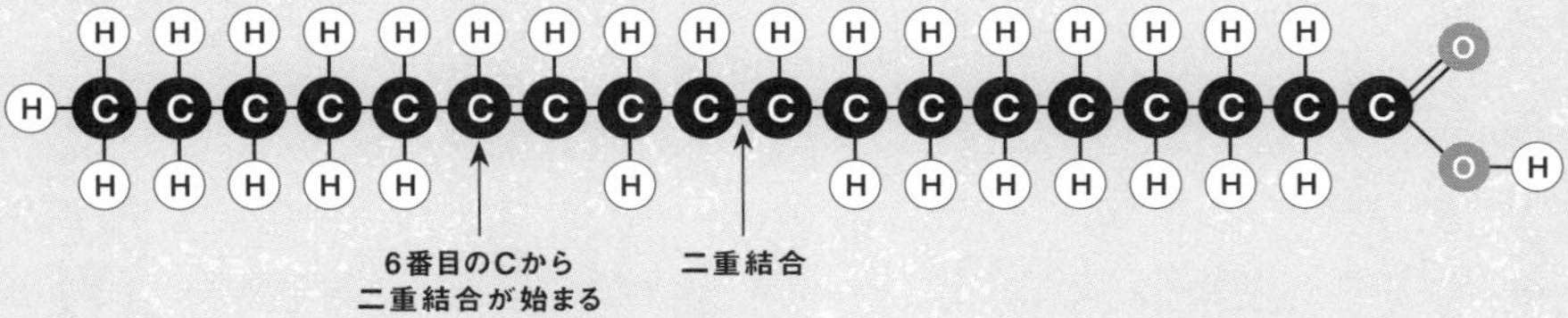

オメガ9系の例 （オレイン酸（一価不飽和脂肪酸））

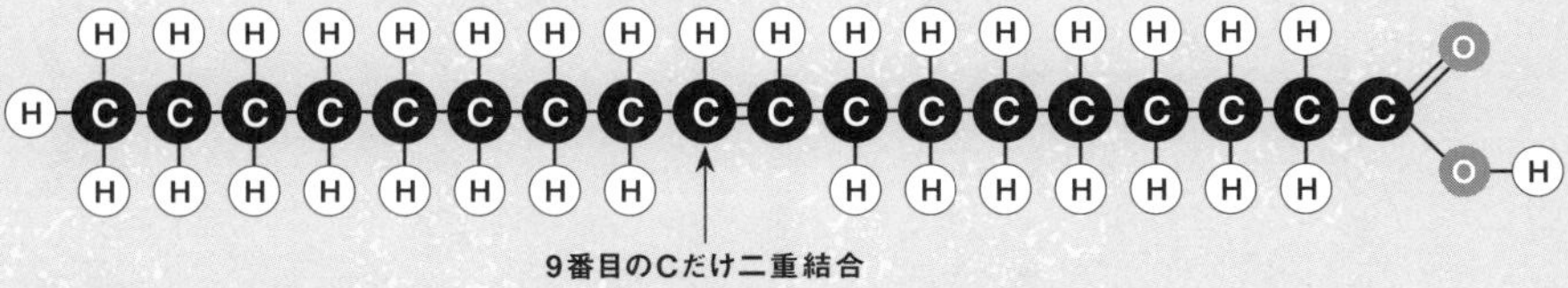

C＝炭素　O＝酸素　H＝水素

不飽和脂肪酸は一部の炭素が二重結合していることを14ページで紹介したが、先頭から数えて３番目の炭素から二重結合が始まるものを「オメガ３系」、６番目の炭素から始まるものを「オメガ６系」、９番目の炭素だけが二重結合しているものを「オメガ９系」と呼ぶ。このうち、多価不飽和脂肪酸であるオメガ３系とオメガ６系は、相反する作用があるため、ライバル関係であるともいえる。この両方をバランスよく摂取するのが大事になるのだ。

［オメガ3系とオメガ6系はライバル］

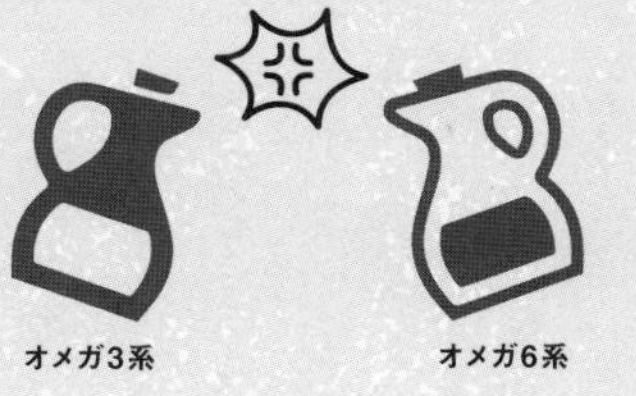

第1章
ダイエットや健康のために不可欠な脂質の知識

「オメガ○系＝油の種類」ではない

油は複数の脂肪酸で構成されている

油の特徴に関わる重要な「オメガ○系」ですが、これはあくまでも油の成分の脂肪酸であり、油そのものではありません。世の中にある脂質はどれも複数の脂肪酸によって構成されており、「オメガ3系が○%、オメガ6系が○%」といった具合にその構成割合が異なるのです。そして、とくにオメガ3系を多く含むものを「オメガ3系の油」、オメガ6系を多く含むものを「オメガ6系の油」と呼んでいるわけです。

左のページにおもな脂質の構成成分を載せました。たとえばオメガ9系の油として代表的なオリーブオイルは、成分の大部分がオメガ9系であるものの、飽和脂肪酸とオメガ6系も少し含んでいます。また、常温で固体の牛脂は飽和脂肪酸が半分近くを占めますが、残り半分は不飽和脂肪酸のオメガ9系とオメガ6系です。

こうして見ると、オメガ3系がいかに希少かがよくわかると思います。オメガ3系をまったく含まない脂質も多いなか、**オメガ3系を主成分とするえごま油は異質な存在ともいえる**でしょう。魚油はオメガ3系の割合はそこまで多くないものの、オメガ3系のなかでもとくに重宝されるEPAやDHAを豊富に含んでいるので、数字以上に貴重な存在です。

以上のように、脂質は複数の「オメガ○系」でできていることを覚えておいてください。

各脂質に含まれる脂肪酸の割合

オリーブオイル

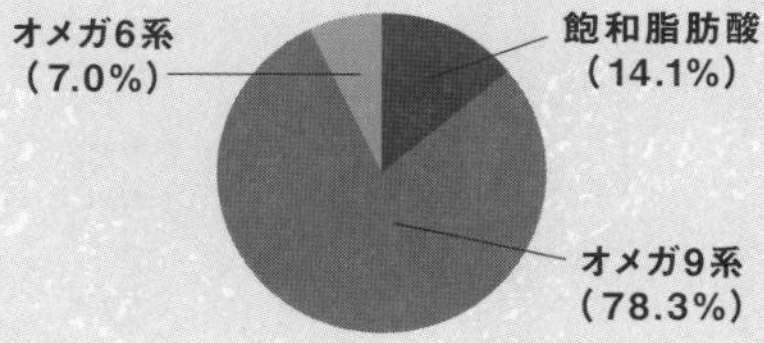

ごま油

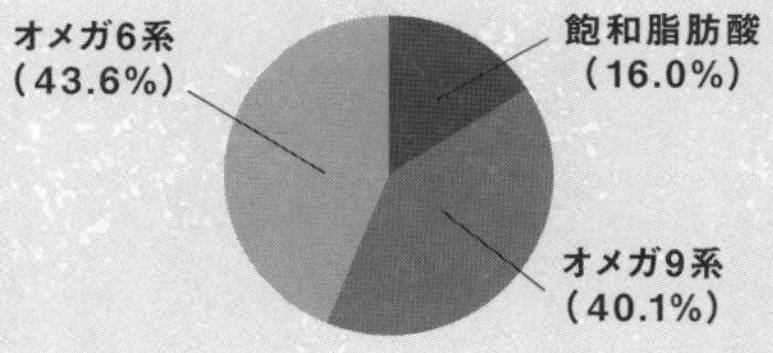

大豆油

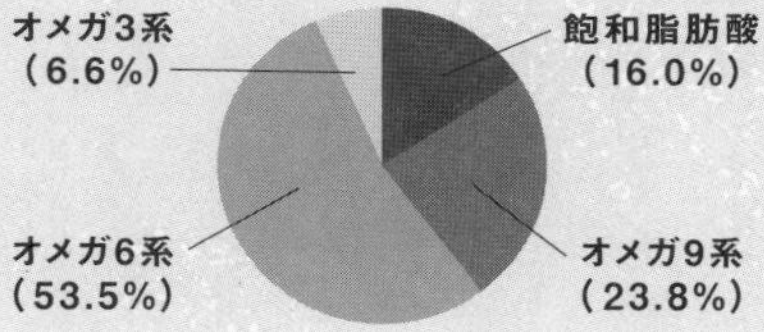

えごま油

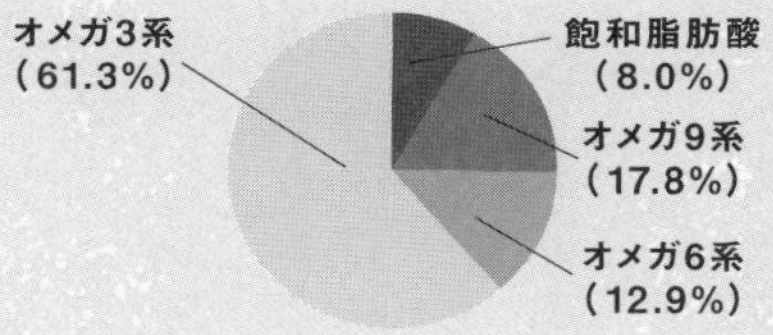

牛脂

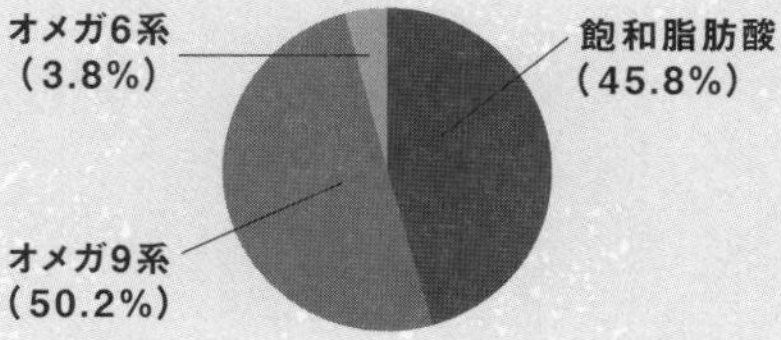

魚油（塩さば）

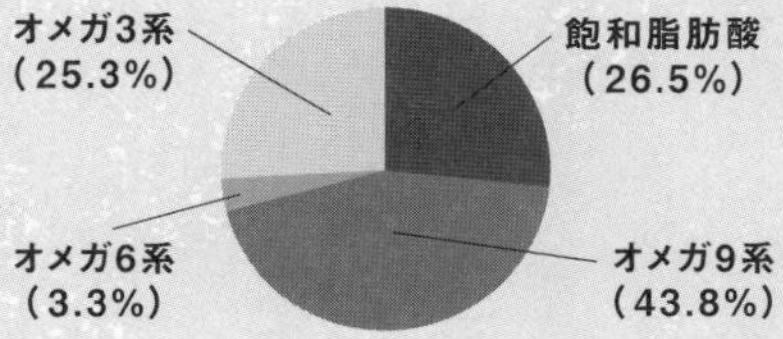

バター（有塩）

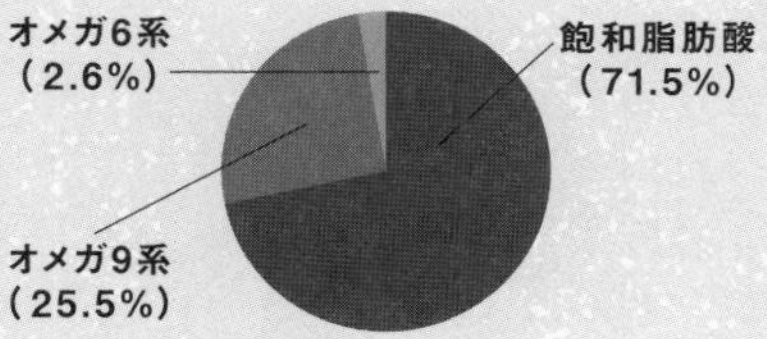

脂質はいずれも複数の脂肪酸で構成されている。なので「オメガ○系の油」といっても、他の脂肪酸もある程度は含んでいる。あくまでもそれが主成分ということだ。全体的にオメガ３系を含む脂質は少なく、オメガ３系が豊富なえごま油や魚油は貴重な存在といえる。

※数値は文科省「脂肪酸組成表」より。
四捨五入をしているため合計が100%にならない場合があります。

コレステロールは悪？

コレステロールも必須な脂質のひとつ

脂質のひとつとしてコレステロールがあります。**コレステロールというと「よくないもの」というイメージがありますが、じつはこれも生きていくために必須な脂質のひとつです。**

コレステロールは細胞膜の形成や脂肪・タンパク質の吸収を促したり、男性ホルモンや女性ホルモンの材料になるなど、その働きは多岐に渡ります。また、1日に必要なコレステロール量は1〜1．5gほどといわれ、そのうち約2／3は体内で作られ、残りの約1／3を食事から摂取しています。

このコレステロールはそれ単体では血液中に溶けることができず、LDLやHDLという乗り物によって全身に運ばれます。この運ばれているコレステロールが、健康診断などで耳にする「LDLコレステロール」と「HDLコレステロール」です。LDLは全身へ運ぶ方向、HDLは全身から回収される方向の乗り物です。

これらは「善玉」や「悪玉」などと呼ばれることもありますが、本来善悪はなくワンセットで働くものです。**両方ともしっかり機能していることが大事で、LDLコレステロールが多過ぎたりHDLコレステロールが少な過ぎたりすると動脈硬化を引き起こす場合があります。**コレステロール自体が悪いのではなく、そのバランスを保つことが重要ということです。

コレステロールとは？

コレステロールの役割

細胞膜を形成する
脂肪やタンパク質を分解して腸内で吸収しやすくする
男性ホルモンや女性ホルモンなどの材料となる

生きるために必須！

LDLコレステロールとHDLコレステロール

LDLコレステロール
（悪玉コレステロール）

・LDLによって全身に運ばれるコレステロール
・多過ぎると血管内部に溜まって動脈硬化を引き起こす

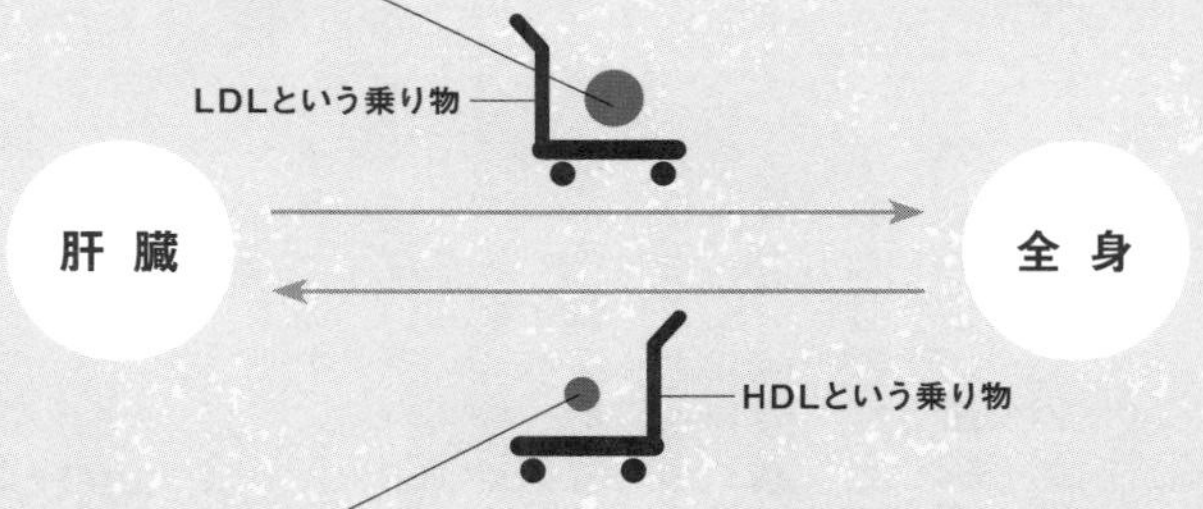

HDLコレステロール
（善玉コレステロール）

・血管に付着した古いコレステロール
・HDLによって肝臓に回収される
・少な過ぎると回収が正常に行なわれていない（血管に残っている）ことになる

コレステロールのポイント

・LDLコレステロールとHDLコレステロールはどちらも必須
・両方のバランスが大事。LDLが多過ぎたりHDLが少な過ぎると動脈硬化の危険性！
・総コレステロール（LDLとHDLの合計）は多くてもかまわない

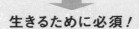

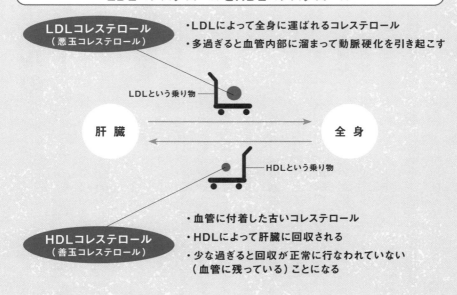

第1章
ダイエットや健康のために不可欠な脂質の知識

オリーブオイルの“エクストラバージン”って何が違うの？

品質の優れたエクストラバージン

オメガ9系の油として代表的なオリーブオイルには、一部に「エクストラバージン」と呼ばれるものがあります。なんだかスペシャルな感じで体にも良さそうに思えますよね。

一般的には、左のページで紹介しているように、オリーブオイルには「エクストラバージン」と単に「オリーブオイル」と呼ばれるものとがあります。**原料のオリーブの実を搾ってろ過しただけの生オイルがまず作られ、その中でもとくに品質のいいものがエクストラバージン**となり、残ったオイルは脱酸や脱臭などの精製をして普通のオリーブオイルとなります。エクストラバージンは上質なオイルで、フレッシュな分風味や味わいに優れるわけですね。

ただ、エクストラバージンも普通のオリーブオイルも、成分となる脂肪酸はどちらも同じです。脂質を摂取するという意味では、どちらのオリーブオイルでもとくに違いはありません。

なお、**国際基準ではエクストラバージンを名乗れる条件はとても厳しいのですが、日本では独自の緩い基準でエクストラバージンを認めています。**そのため、国際的には基準未満のものでも日本ではエクストラバージンとして売られているのが実情です。本物のエクストラバージンを味わいたいなら、国際基準を満たしているかどうか確認してから購入しましょう。

オリーブオイルの種類

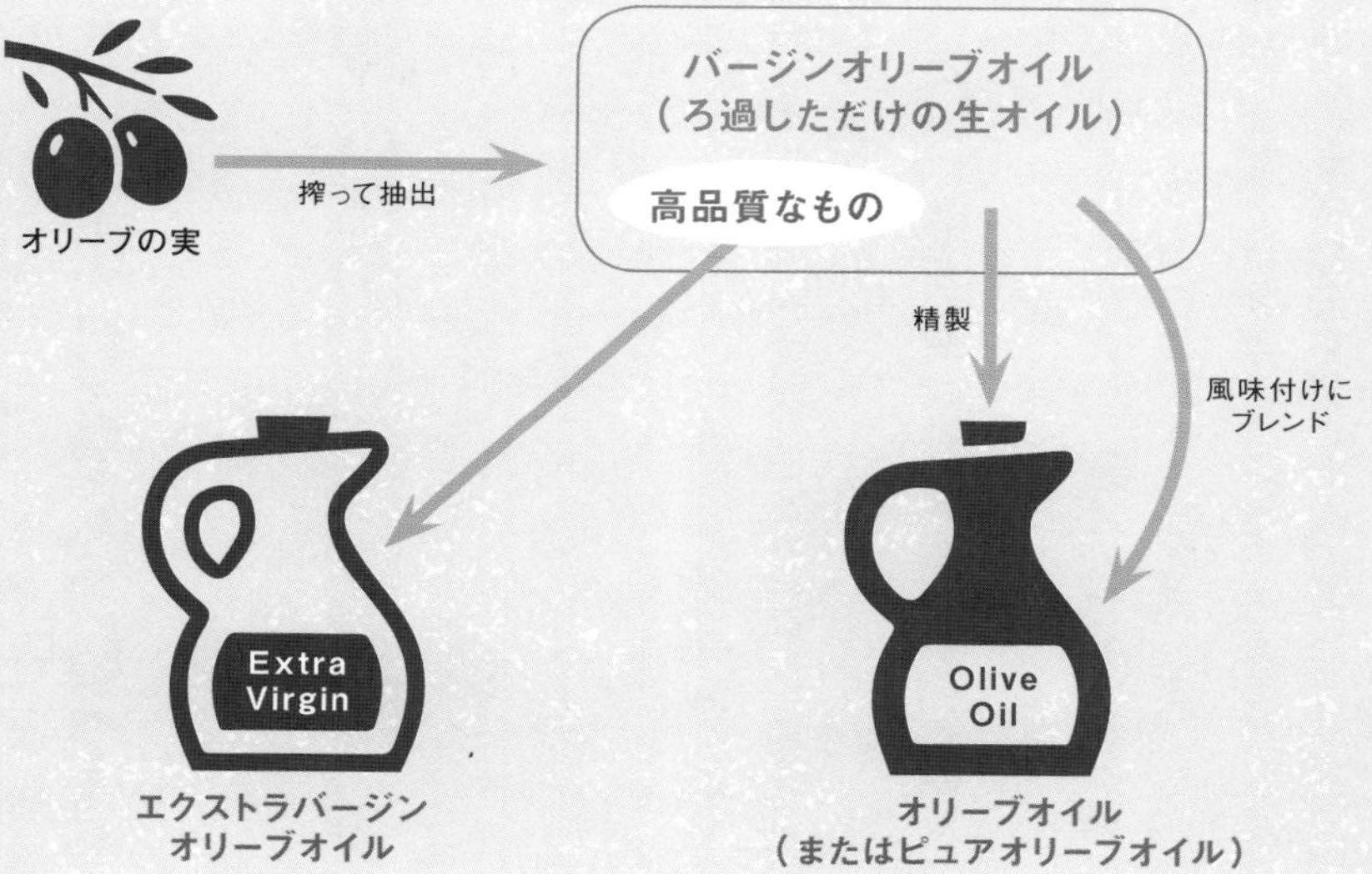

エクストラバージンオリーブオイル	オリーブオイル（またはピュアオリーブオイル）
高価格 風味が豊か ポリフェノールなども含まれる 熱すると風味が損なわれる	リーズナブル 無色無臭に近い 不純物はほぼ取り除かれている 熱しても風味に変化はあまりない

脂肪酸の構成はどちらも同じ

世界基準と日本基準の違い

世界基準（国際オリーブ協会）のエクストラバージンオリーブオイル	日本基準（JAS規格）のエクストラバージンオリーブオイル
・酸度0.8以下 ・専門テスターによる官能評価をクリア	・酸度約1.0以下

エクストラバージンの判定には酸度という基準が用いられる。これはオイルの酸化＝劣化度合いを表わす数字。国際基準ではこれに加えてテイスティングの審査もあるが、日本ではそこまで厳しくないため、本物とはいえないエクストラバージンも数多く出回っているのが現状だ。

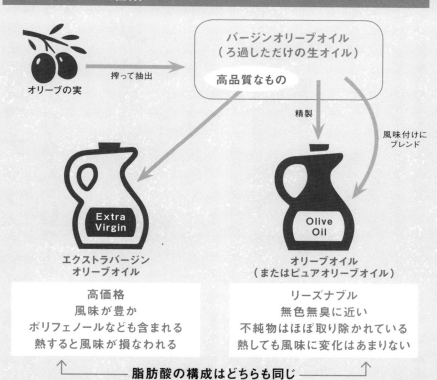

ココナッツオイルはあり？なし？

中鎖脂肪酸で注目されたが……

ダイエット向きの脂質として一時注目されたのが、ココヤシの実から抽出した脂であるココナッツオイルです。

ココナッツオイルの特徴は、**植物性油脂としては珍しく常温で固体の脂であること**が挙げられます。25℃以上になると溶け始め、バターのようにパンに塗って使ったりできます。このココナッツオイルの成分を見ると約9割が飽和脂肪酸で、なかでも中鎖脂肪酸と呼ばれる脂肪酸が大半を占めているのが大きな特徴です。

中鎖脂肪酸とは炭素のつながる数が8～12個ほどのものを指しますが、比較的短めな分子構造のおかげで体内で消化・吸収されやすく、エネルギーとして消費されやすい特性があります。そのため、この**中鎖脂肪酸が主成分のココナッツオイルは「体につきにくいオイル」として注目を浴びたのです。**一般的な脂質に含まれる脂肪酸はほとんどが長鎖脂肪酸で、中鎖脂肪酸はレアなので、その希少性も相まってココナッツオイルの人気に火を付けました。

とはいえ、**ココナッツオイルの主成分は体の中で固まりやすい飽和脂肪酸であり、半分は長鎖なので摂り過ぎれば体脂肪が増えて太ってしまいます。**オメガ6系に偏った食生活を改善する目的で、代わりにココナッツオイルを使う、といった用途に留めるのが無難でしょう。

ココナッツオイルの特徴

ココナッツオイルの特徴

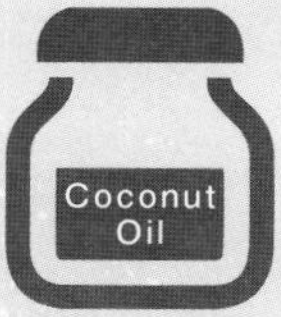

ココナッツオイル

ココヤシの実から抽出した脂
常温で固体
25℃以上になると溶ける

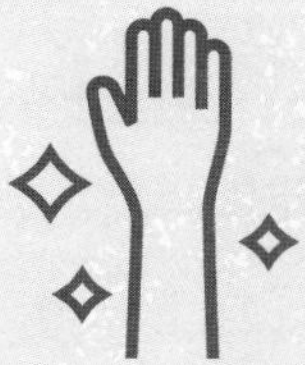

肌に塗る
美容クリームと
しての用途も

ココナッツオイルは中鎖脂肪酸が豊富

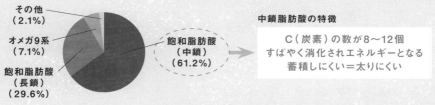

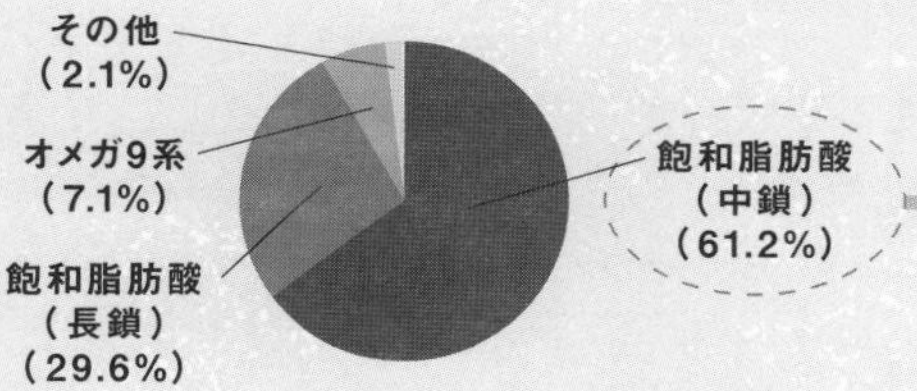

中鎖脂肪酸の特徴

C(炭素)の数が8〜12個
すばやく消化されエネルギーとなる
蓄積しにくい＝太りにくい

中鎖脂肪酸の例　ラウリン酸(ココナッツオイルの主成分)

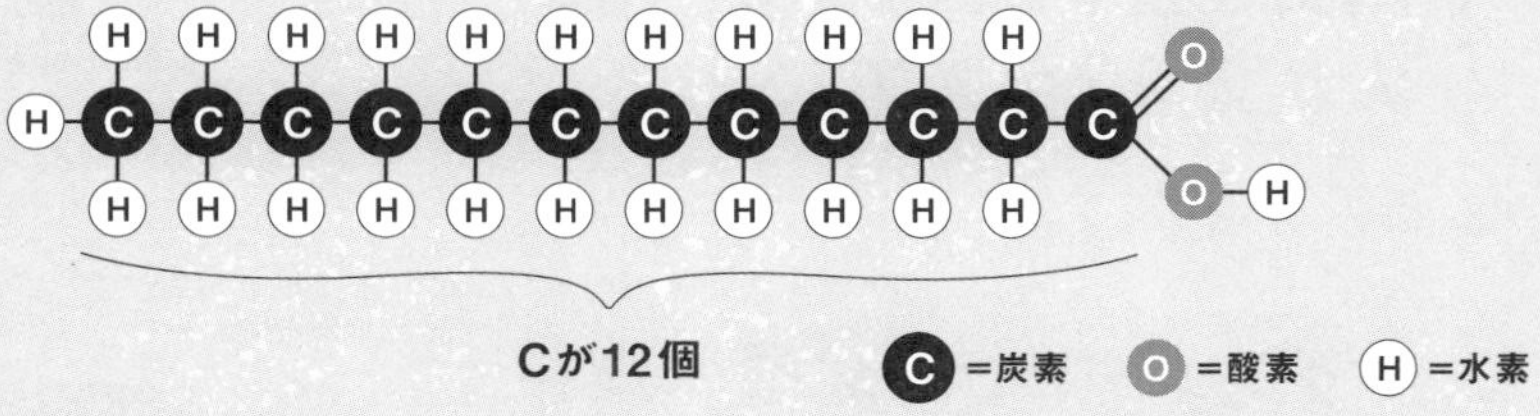

ココナッツオイルの主成分は中鎖脂肪酸で、なかでもラウリン酸がその大半を占める。中鎖脂肪酸は炭素の数が比較的少なく、すぐに消化しやすいのが特徴だ。そのため「体につきにくいオイル」として人気だが、基本的には固まりやすい脂なので過信してはいけない。

結局ココナッツオイルはどうなの?

- 消化されやすく太りにくい脂質。でも摂り過ぎには注意
- 多くなりがちなオメガ6系の油の代替品としてオススメ

第1章のまとめ

脂質は三大栄養素（エネルギー産生栄養素）のひとつであり、必ず摂るべきものです。ただし、何でもいいから脂質を摂ればいいというわけではありません。脂質にはさまざまな種類があり、それらをバランスよく摂る必要があります。脂質の種類とそれを決定づける成分である脂肪酸を、しっかり押さえておいてください。

脂質には「油」と「脂」があるけどどう違うの？

10ページ

脂質の特徴を決めているのはその成分である脂肪酸

12、14ページ

脂質を摂ると太るの？人が太るメカニズム

18、20ページ

ダイエット中でも必須の脂質1日にどれくらい摂るべき？

22、24ページ

最近よく聞く「オメガ○系」は脂質選びでとても大事

26、28ページ

第2章

美容・健康に欠かせない油の秘密

第2章
美容・健康に欠かせない油の秘密

油をまったく摂らない食生活を続けるとどうなるの？

油は生きるために不可欠な栄養素

体型を気にしている方やダイエットを頑張っている方にとって、油（脂質）はできるだけ摂りたくないもののひとつ。身体に余分な脂肪がついたら嫌だから、と普段の食事から脂っこいメニューを避けたり、揚げ物の衣を剥がして食べたりする人も少なくないようです。でも、この食べ方は本当に正しいのでしょうか？

健康をテーマにしたテレビや雑誌などでもよく取り上げられているので、ご存じの方も多いと思いますが、**脂質は人間の体を作り、維持するうえで欠かすことのできない「三大栄養素（エネルギー産生栄養素）」のひとつ**なのです。数ある栄養素の中でもタンパク質、糖質、脂質が「三大栄養素」といわれるくらいですから、このうちのいずれかひとつでも過不足が生じれば、当然身体には何かしらの不調が現れます。**脂質の場合は必要量をオーバーして摂り過ぎると、体内に脂肪が蓄積して肥満傾向に。反対に脂質の不足が続くと体力の低下や肌荒れ、内臓機能の不調を引き起こすこともあるのです。**

太りたくないから、と油を徹底して避ける人もいますが、油は必ずしもダイエットの敵ではありません。年齢や性別、一日の平均運動量に応じた必要量（左ページ）を摂るようにすることで、食事をおいしく、かつ健康的な体づくりに役立つということを覚えておきましょう。

油は体を作る三大栄養素（エネルギー産生栄養素）のひとつ

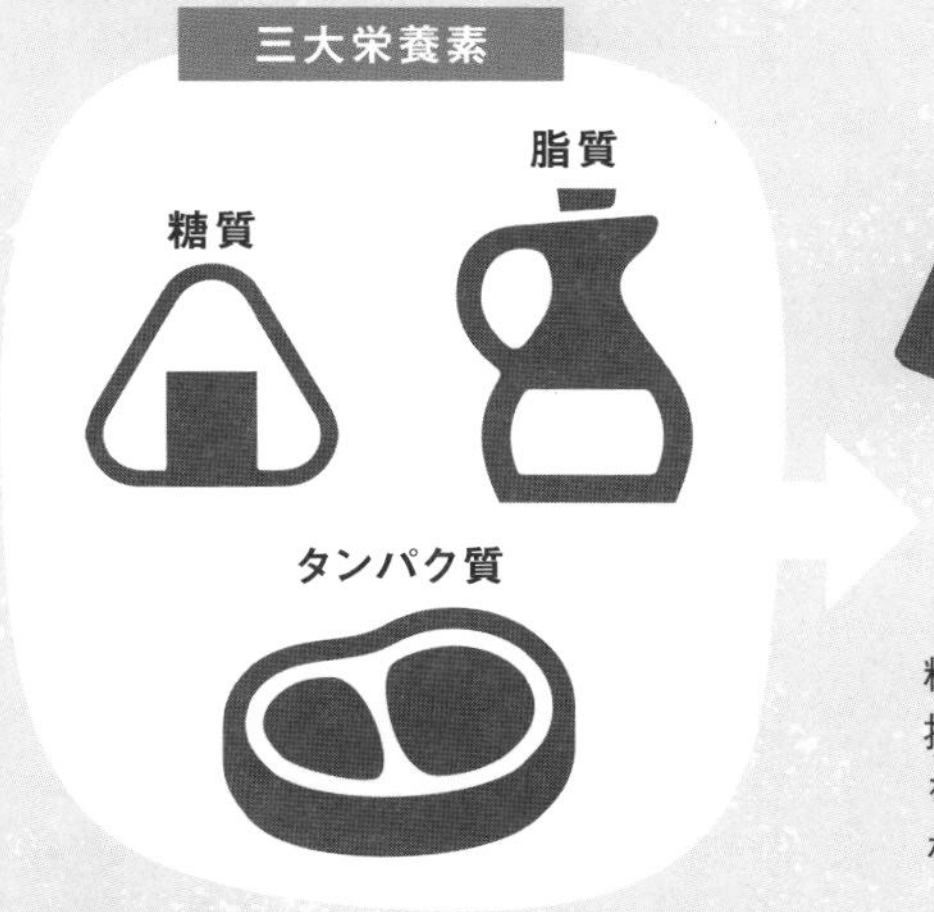

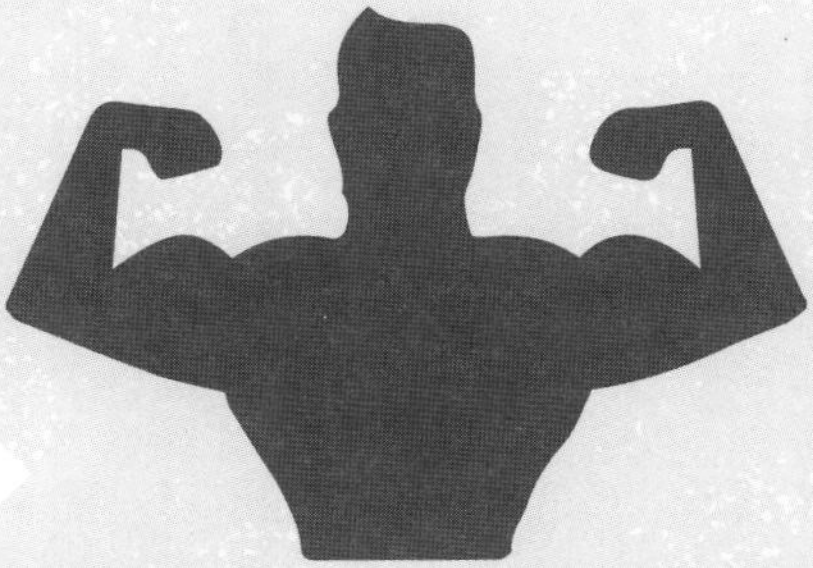

糖質、脂質、タンパク質は人間の生命維持に欠かせない重要な栄養素。いずれかを摂りすぎ、または不足すると、さまざまな体の不調を招くことになる。

脂質（油）不足はこんな不調の原因に……

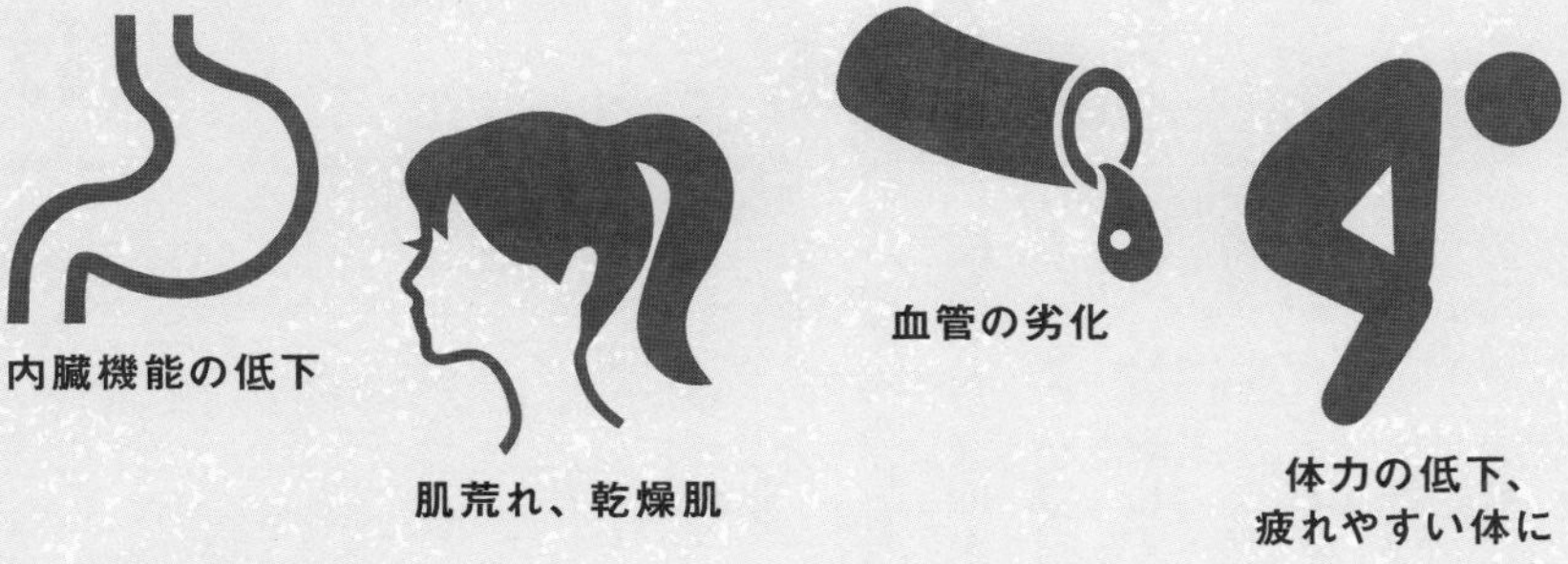

■1日の運動量に応じた脂質の摂取基準（単位：グラム）

	多い	普通	少ない
20歳・男	68〜102	59〜88	51〜77
40歳・男	68〜85	59〜74	50〜63
60歳・男	61〜76	53〜67	46〜57

	多い	普通	少ない
20歳・女	52〜78	46〜68	39〜58
40歳・女	51〜64	44〜56	38〜47
60歳・女	49〜61	43〜54	37〜46

第2章
美容・健康に欠かせない油の秘密

美しい肌になりたければ油を変えよう！

悪い油バランスが肌トラブルを起こす

毎日の食事で摂取している油がシワや肌荒れ、髪のパサつきなどと関係しているといっても「そんなバカな～」と信じない人の方が多いかもしれません。でも、これは本当の話。

世界中で多くの女性たちを悩ませている**肌トラブルの原因のひとつに、新しい肌が生まれ変わるサイクル（ターンオーバー）の乱れがあります**。肌の表面は比較的酸化しにくいオメガ9系脂肪酸が含まれた皮脂で覆われ、過剰な水分の蒸散を防いでいます。その内側にある表皮は肌の潤いを保つために角質細胞の間をセラミドが埋めていますが、このセラミドにはオメガ6系脂肪酸のリノール酸が必要です。表皮の細胞は、絶えずターンオーバーによって新しく生まれ変わり、古い細胞は角質として剥がれ落ちますが、その基になる細胞の活性化にはオメガ3系脂肪酸が欠かせません。

この細胞の代謝が落ちると、皮膚のターンオーバーが乱れ、皮脂や表皮の水分バランスが崩れて、結果としてシミやシワ、たるみ、肌荒れなどの肌トラブルへと発展していきます。つまり美しく健康的な肌の維持には、オメガ3・6・9系脂肪酸の適正なバランスが不可欠。マウスを使った実験ではオメガ3系脂肪酸が欠乏状態になると、潤いのないドライスキンになることもわかっています。

肌の構造と働き

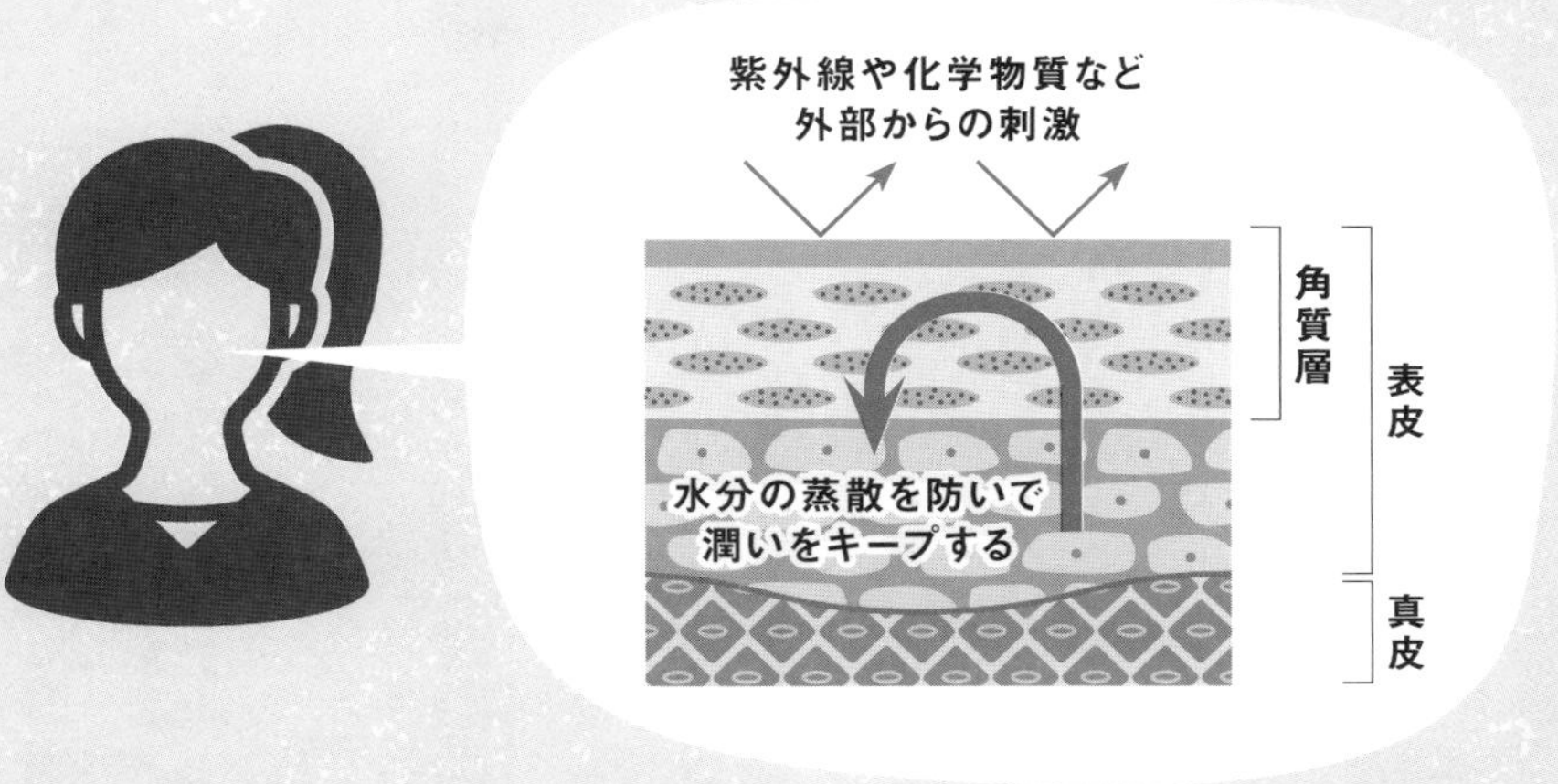

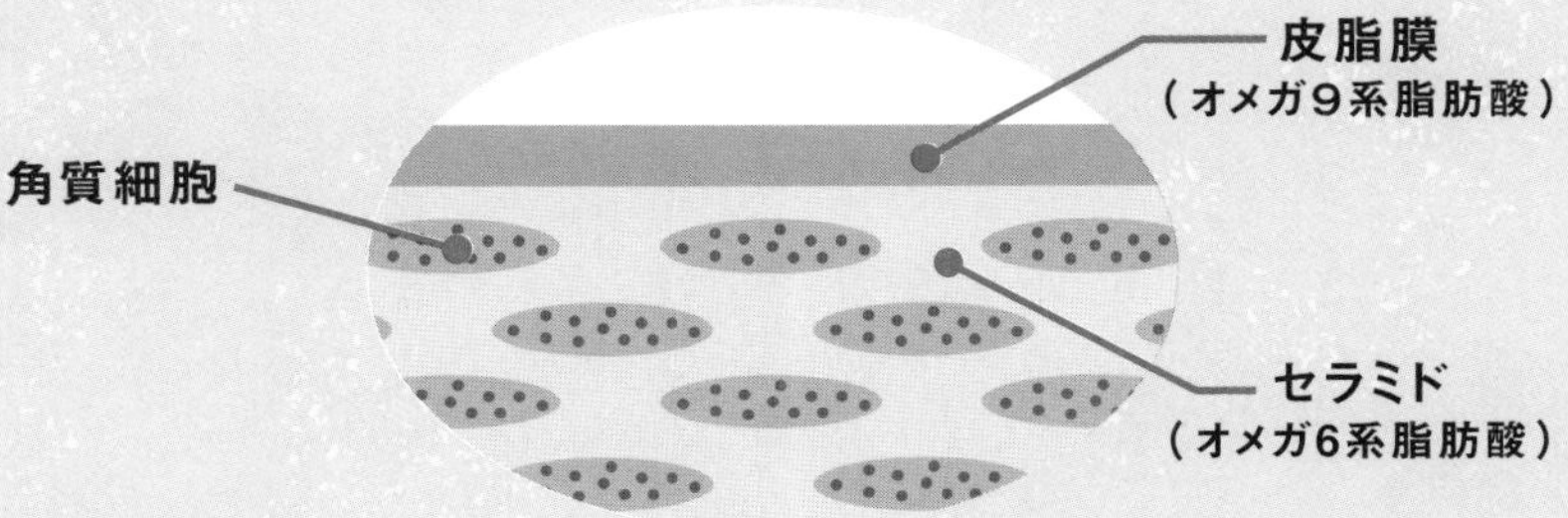

①皮脂膜

肌の表面を覆う膜。皮脂の分泌によって油分の膜が形成され、肌の内側からの水分の蒸散や紫外線などの外部からの刺激を防いでいる。

②角質層

角質細胞が積み重なっている層。外部刺激からより深い層へのダメージを防ぐ。

③角質間脂質（セラミド）

角質細胞の隙間を埋めるジェル状の物質。肌の潤いや弾力をキープする役割で、この角質間脂質が少なくなると肌の張りが失われ、シワの原因になる。

第2章
美容・健康に欠かせない油の秘密

気分の落ち込み、イライラは脳の油不足が原因

脳は約6割が油でできている

近年、うつ病や認知症増加が社会問題になっています。また、そこまで重篤な症状こそないものの、些細なことでイライラしてしまったり、不安になったり、強いストレスを感じてしまう、という人も増えているそうです。こうした**不安定な状態を引き起こす要因のひとつが「脳の油不足」だといわれています。あまり知られていませんが、人間の脳はその約65％が脂質でできており、**脳が必要とする油を摂ることは正常な脳の働きには欠かせません。しかし、日本人の食生活の欧米化が進んだことで、肉や加工食品が食事の中心となり、オメガ6系脂肪酸の摂取量は劇的に増加。反対に魚介類に多く含まれるオメガ3系脂肪酸の摂取量が減り、脳に必要な油（脂肪酸）のバランスが崩れたことで、**脳が正常に機能できず、精神的な不安定さや気分障害などを引き起こす一因となっているのです。**

オメガ3系脂肪酸には脳を活性化する作用があります。なかでもDHAと呼ばれる成分は、神経細胞の膜を柔らかくし、脳の機能を正常に保つ効果があることがわかっています。うつ病や認知症、気分の落ち込みだけでなく、記憶力が衰えた、集中力が続かないと感じている方は、オメガ3系脂肪酸たっぷりの青魚やえごま油、アマニ油を食事に取り入れたり、サプリメントを活用したりするのもオススメです。

油不足が脳のエラーを引き起こす!?

人間の脳の約65%は油でできていて、脳の働きと密接な関係にある。その脳が油（とくにオメガ3 系脂肪酸）不足の状態に陥ると、気分の落ち込みや強い不安感、ストレスを感じやすくなるなど、正常な判断をできなくなることがある。

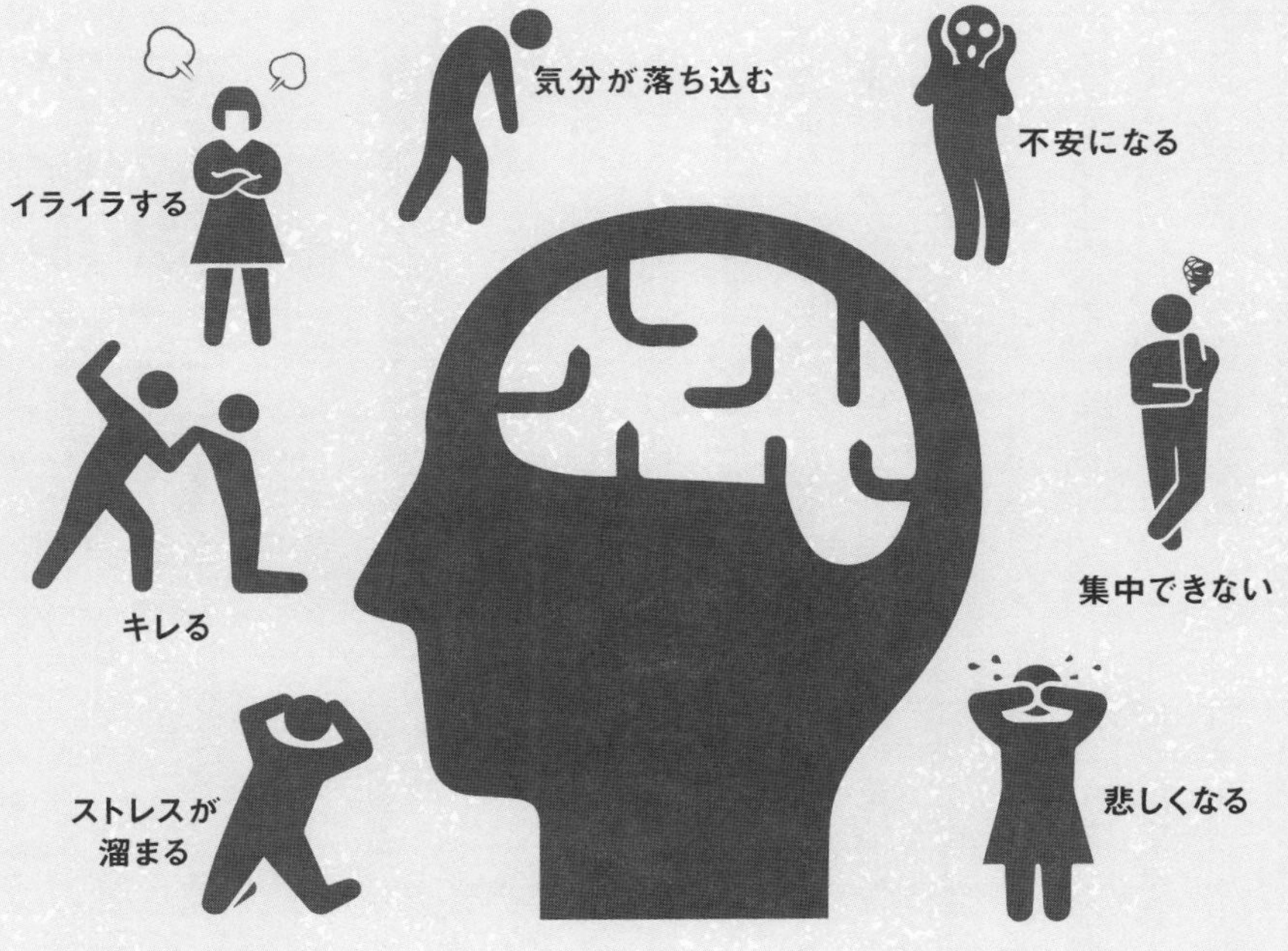

良質な油の不足が原因で脳内の脂肪酸のバランスが崩れると、うつ病や認知症の発症につながることも

オメガ3系脂肪酸で脳を元気に！

青魚に多く含まれるオメガ3系脂肪酸（とくにDHA）が脳を活性化し、脳の神経細胞の膜を保護。脳機能を正常に保ち、うつや認知症の発症予防にも役立つ。日々の食事での摂取が難しい人は、サプリメントを活用するといい。

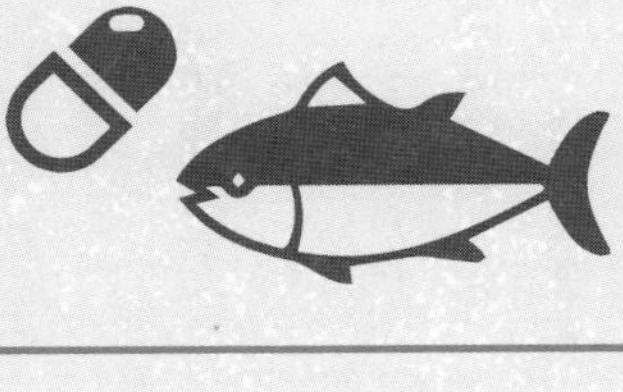

第2章
美容・健康に欠かせない油の秘密

アレルギーにいい油、悪い油

「花粉症対策に油が効く」は本当か？

毎年、春先から初夏にかけて、多くの人を苦しめる花粉症。その原因のひとつとして「油」が深く関係していることがわかってきました。なかでも**「リノール酸」を多く含む油は、花粉症やアトピー、喘息といったアレルギー性疾患の症状を悪化させたり、アレルギー反応を加速させたりと、まったくいいところがありません。**

リノール酸はグレープシードオイルやコーン油などのサラダ油に多く含まれ、一昔前まではテレビCMなどでも「体にいい油」としてリノール酸の配合量を謳い文句にするほどでした。しかし、近年の研究でリノール酸の過剰摂取は体内で多量のアラキドン酸を生成し、これがアレルギー症状の悪化に関係していることが明らかになったのです。さらに心筋梗塞をはじめとする心臓病リスクを高める原因になっているとの報告もあり、リノール酸やそれを含むサラダ油を危険視する声もあります。

一方で、**アレルギー症状の緩和に効果がある油も見つかっています。それがえごま油やアマニ油などでおなじみの「オメガ3系脂肪酸」です。**すでにマウスを使った実験ではアレルギー性結膜炎の症状改善が報告されるなど、優れた抗炎症作用が確認されています。それほど遠くない将来、アレルギーの悩みや苦しみを油が解決する日が来るかもしれません。

リノール酸がアレルギー症状を悪化

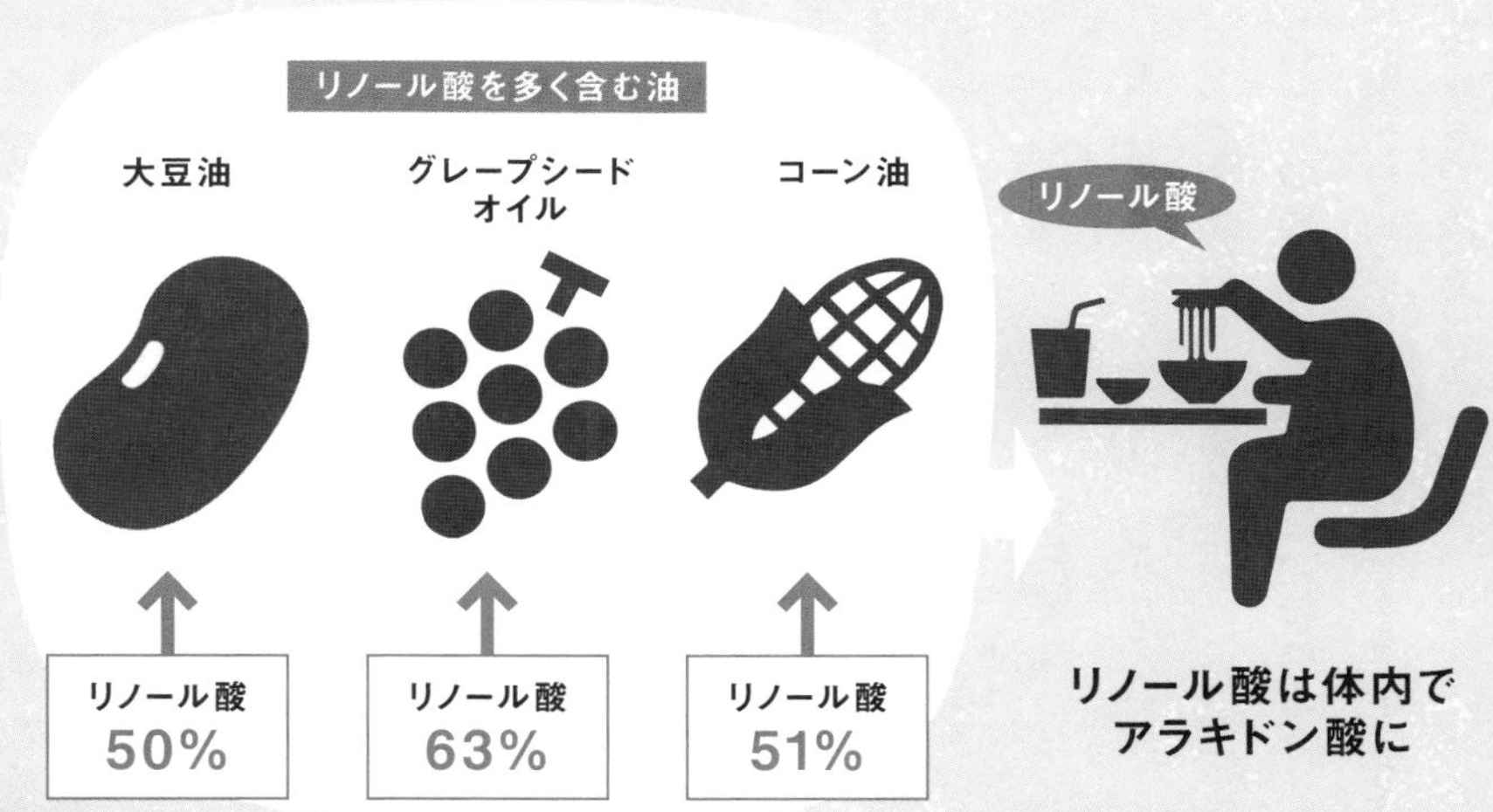

アラキドン酸とは？

不飽和脂肪酸のひとつで、リノール酸を原料として体内で作られる必須脂肪酸。脳に多く存在し、主に学習能力や認知機能を高める働きをするが、**過剰に摂取すると花粉症や食物アレルギーなどの反応を強めたり、心筋梗塞や脳卒中、ときにはガンを誘発したりすることもある。**

リノール酸がアレルギー症状を悪化

ブタクサによるアレルギー性結膜炎を発症したマウスに対し、オメガ3系脂肪酸を含む食事を摂取させた実験では、右の通り結膜中のプロスタグランジンD2 やロイコトリエンB4 の値が減少。アレルギー性結膜炎の症状改善が見られ、その有効性が明らかに。

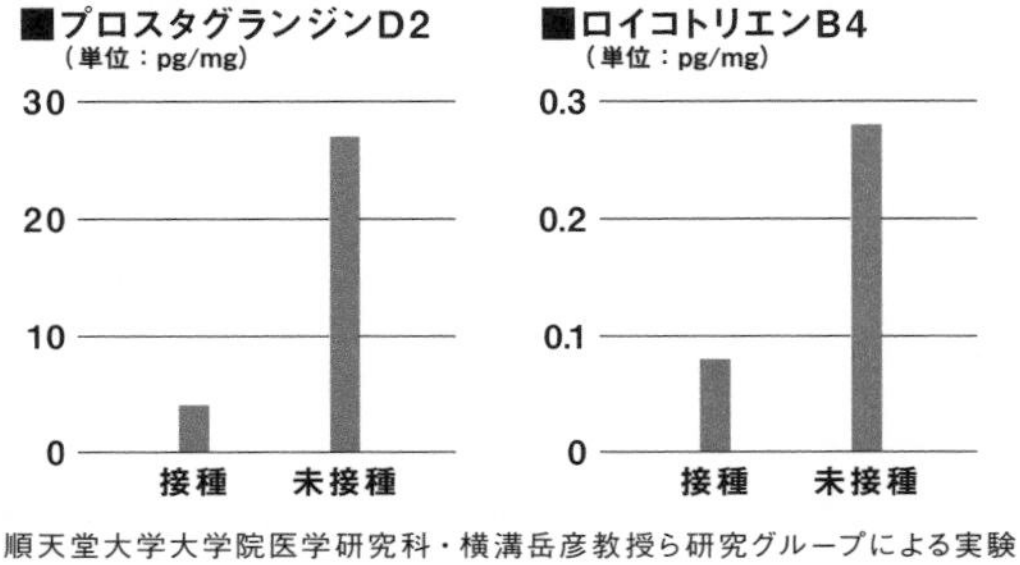

順天堂大学大学院医学研究科・横溝岳彦教授ら研究グループによる実験

赤ちゃんの「脳力」は油で決まる

脳の形成期にオメガ3系脂肪酸は必須

オメガ3系脂肪酸が脳を活性化し、気分障害や精神的な不安定さの改善にも役立つという話はすでにご紹介しましたが、なんとその効果は生まれて間もない赤ちゃんの脳にも大いに役立つといわれています。

赤ちゃんの脳も大人と同じで、その約65%は脂質でできており、お母さんのお腹にいる妊娠後期から2歳くらいまでの間に急速に発達します。この**「脳の成長期」に脳の材料となる脂質、なかでも「頭の良くなる成分」といわれるオメガ3系脂肪酸のDHAを摂り続けることで、「脳力」の向上が期待できるのです。**

DHAの他にも、「脳力」を高めるサポートとしてビタミンB群の摂取もおすすめです。左ページでは「脳力」アップに役立つさまざまな栄養素をご紹介しています。

妊娠中、**授乳中のお母さんは、赤ちゃんにより多くのDHAを与えるため、普段の2倍程度のDHA摂取が必要となります。DHAの不足は赤ちゃんだけでなく、お母さん自身の脳機能も低下させてしまうので、しっかり摂取を心がけましょう。**また、妊娠前期や産後に多く見られる、つわりや抑うつ症状の予防・軽減にもオメガ3系脂肪酸がよいといわれています。今まさに妊娠中という方は、まずは日々の食事の見直しからはじめてみましょう。

「脳力」を高める栄養素

赤ちゃんの脳の発達を助け、機能を高めるオメガ3系脂肪酸といっしょに、以下の栄養素も摂取することで、脳を活性化し、「脳力」を高めることができる。

ビタミンB1

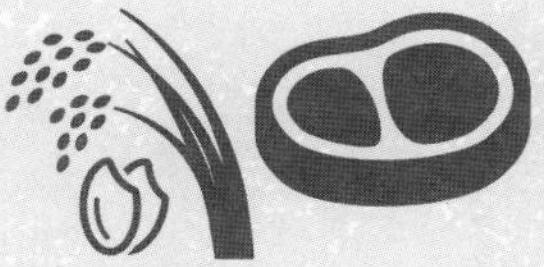

記憶力、集中力をアップ。安眠効果もある。玄米や豚肉などに多く含まれる。

ビタミンB6

神経伝達物質の合成、ストレス緩和に役立つ。カツオやマグロ、バナナに多い。

ビタミンB12

脳細胞を活性化し、神経伝達を助ける。アサリなどの貝類、チーズから摂れる。

ビタミンC

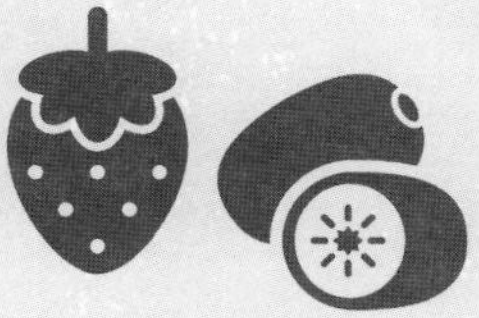

記憶力、集中力を高める。キウイやイチゴ、柑橘系の果物に多く含まれる。

亜鉛

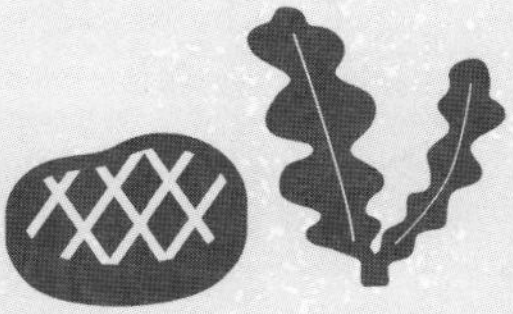

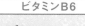

脳の発達を助け、記憶機能を向上。牛肉や牡蠣、海藻類に多く含まれている。

コリン

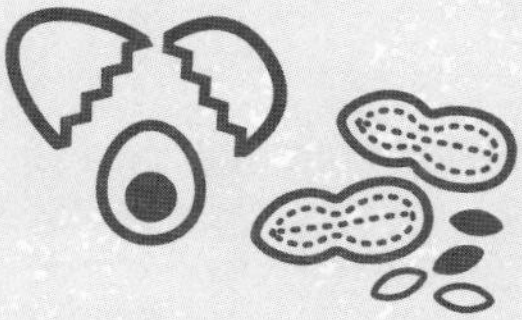

学習能力の向上、記憶力アップに役立つ。卵黄、ピーナッツ、大豆に含まれる。

■まだまだある！「脳力」アップに役立つ栄養素

栄養素	主な効果	主な食品
ギャバ	脳の興奮を抑える、記憶力、集中力のアップ	トマト、アスパラガス、ジャガイモ
カルニチン	脳の抗酸化、脳機能の活性化	ラム肉、牛肉（赤身）、牡蠣
タウリン	脳の神経伝達をサポート	牡蠣、アサリ、サバ
ナイアシン	記憶力、集中力のアップ	マグロ（赤身）、タラコ、豚肉（レバー）
パントテン酸	記憶力の向上、ストレス緩和	鶏肉（レバー・ササミ）、干し椎茸
カルシウム	脳の興奮を抑える、精神安定	干しエビ、ひじき、プロセスチーズ
マグネシウム	精神を安定させる、神経伝達物質の合成	アオサのり、ワカメ、ごま

第2章
美容・健康に欠かせない油の秘密

もっとも身近な油「サラダ油」は買うべきではない

普段当たり前に使っているけれど……

私たちの生活の中でもっとも身近な食用油といえば、「サラダ油」と答える人が多いのではないでしょうか？　手頃な価格で購入でき、揚げ物や炒め物、ドレッシングなどの調味料としても使える、まさに万能な食用油です。しかし、そんな便利なサラダ油が何から作られているのか、知っている人は意外に多くありません。

「サラダ油」とは、紅花油やひまわり油、綿実油など、日本農林規格（JAS）が定めた9種類（左ページ参照）の精製植物油のことです。名前に「サラダ」と付いているため、健康的で身体にいい、と勝手にイメージしてしまいがちですが、実際は生野菜にドレッシングをかけて食べる習慣のなかった当時の日本で、冷やしても白濁、凝固せずに食べられる油として作られたことから「サラダ油」と呼ばれるようになりました。なお、2種類以上の油を調合したものは「調合サラダ油」といい、大豆油とナタネ油を混合した商品が多く見られます。

サラダ油に用いられる穀物油は、オメガ6系脂肪酸のリノール酸を多く含むため、オメガ3系脂肪酸との摂取バランスを考えると、日常使う食用油としては避けるべきです。また、最近では原料がわかりにくい商品や、外国産の遺伝子組み換え原料を使ったサラダ油も増えているので、購入時には成分表示を確認しましょう。

そもそも“サラダ油”ってなんだ？

サラダ油とは

「サラダ油」という名前から、新鮮なサラダをイメージする人も少なくないだろう。しかし、その脂肪酸組成の比率を見ると、オメガ６系脂肪酸（リノール酸）の含有量に比べ、オメガ３系脂肪酸（リノレン酸）は非常に少なく、摂りすぎると生活習慣病のリスクを高める可能性がある。これらの原料を含む油を使用する場合は、できるだけオメガ６系脂肪酸が少なく、オメガ３系、または９系脂肪酸（オレイン酸）をより多く含むものを選ぶようにしたい。

サラダ油の主な原料

- アブラナ（菜種）
- 綿実
- 大豆
- ごま
- サフラワー（紅花）
- ひまわり
- とうもろこし
- 米（米ぬか）
- 落花生
- グレープシードオイル

同じ「サラダ油」でも成分はそれぞれ

以下は主な植物油に含まれる脂肪酸の比率をまとめたもの。いずれもオメガ６系、９系脂肪酸が比率の半分近くを占めている一方、オメガ３系脂肪酸は10％未満と極めて少ないことがわかる。

■主な植物油の脂肪酸組成（参考値／単位：％）

	αリノレン酸（オメガ3系）	リノール酸（オメガ6系）	オレイン酸（オメガ9系）	飽和脂肪酸	その他
紅花油	1	12	79	7	1
菜種油	9	19	64	6	2
米油	1	35	43	19	2
グレープシードオイル	1	63	16	10	10
コーン油	1	51	30	15	3
綿実油	1	54	20	23	2
大豆油	7	50	25	15	3

危険 遺伝子組み換え作物が使われていることも……

菜種油など原料の一部を輸入に頼っている油は要注意。遺伝子組み換え作物が使われている可能性があるからだ。成分表示やホームページなどで「遺伝子組み換え不分別」と表記してあるものは購入を控えたほうがいいだろう。

第2章
美容・健康に欠かせない油の秘密

身体に悪いと言われる「トランス脂肪酸」ってなんだ？

トランス脂肪酸は「不自然な油脂」

不飽和脂肪酸の一種で「トランス脂肪酸」というものをご存知でしょうか？　食の安全性に関心のある方なら、一度くらいはこの名を見聞きしたことがあるかと思いますが、今この「トランス脂肪酸」の危険性が注目されています。

そもそも**不飽和脂肪酸には「シス型」と「トランス型」の二種類があり、前者は天然の油、後者は何らかの加工が加えられた人工油脂に多いといわれています。**この「何らかの加工」というのが問題で、多くの場合、常温では液体の植物油脂を化学処理によって固体化、さらに酸化しにくい（消費期限が長い）性質に変化させることを指します。その過程で多量のトランス脂肪酸が発生するわけです。

こうして**人工的に作られたトランス脂肪酸をたっぷり含む油脂の代表格がマーガリンやショートニング（製菓・調理用油脂）です。**パンやケーキ、クッキーなどの焼き菓子、油で揚げたスナック菓子などを作る際には欠かせないものなので、普段から食事に気を遣っている人でも無自覚のうちに食べてしまっている可能性があります。摂取したトランス脂肪酸は主に心臓に蓄積され、心臓病や糖尿病などのリスクを高めるといわれています。すでに米国では食品への使用が全面禁止となっており、日本でもその危険性を注視しておくべきです。

不飽和脂肪酸には種類がある

シス(cis)型

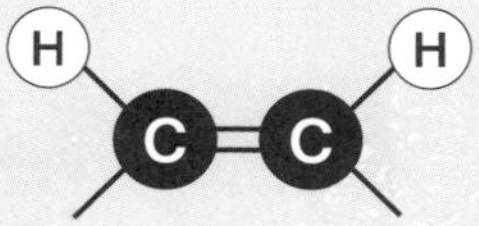

「シス（cis）」とは同じ側、こちら側という意味。脂肪酸の場合は、水素原子（H）が炭素（C）の二重結合をはさんで、同じ側についている状態を「シス型」と呼ぶ。天然の不飽和脂肪酸の多くはこの「シス型」である。

トランス(trans)型

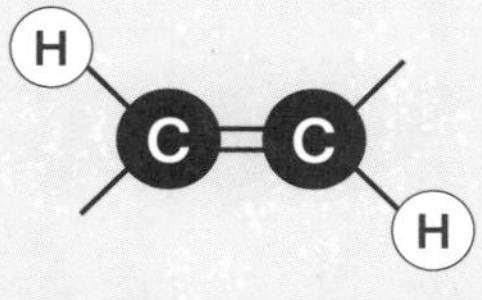

「トランス（trans）」は向こう側、横切ってという意味。脂肪酸の構造が炭素（C）の二重結合に対し、水素（H）がそれぞれ反対側についている状態を「トランス型」という。植物油や魚油を加工して作られた油脂の多くはこのタイプに該当する。

加工された油脂には
トランス脂肪酸がいっぱい!

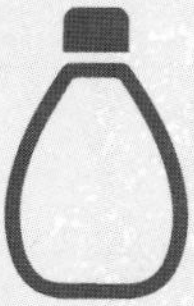

■トランス脂肪酸の含有量（食品100g中の平均値と最大値）

食品名	平均値(g)	最大値(g)
ショートニング	13.574	31.21
マーガリン	8.057	13.489
乳製品（クリーム）	3.017	12.47
バター	1.951	2.21
ビスケット類	1.795	7.282
コーン系スナック菓子	1.715	12.652
食用調合油（菜種油など）	1.395	2.78
マヨネーズ	1.237	1.652
ラード	0.92	1.09
プロセスチーズ他	0.826	1.459
ケーキ類	0.707	2.169
牛肉	0.521	1.445
ポテト系スナック菓子	0.308	1.472
菓子パン	0.204	0.336
食パン	0.163	0.27

出典：「食品に含まれるトランス脂肪酸の評価基礎資料調査報告書」日本食品分析センター

水に浮く「脂肪便」は油の摂り過ぎが原因？

油の摂り過ぎ以外にも原因が……

ちょっと汚い話ですが、トイレでの排便後に便が水に浮いている、やけに粘り気があり水面に油の膜ができている、といった「いつもと違う便」に気づいたことはないでしょうか？　こうした便は一般に「脂肪便」といわれ、**便に多くの脂肪が含まれている状態です。**上記の他にも便の色が薄い、白っぽい、ニオイが強いなどの特徴を有していることもあります。

では、なぜこんな便が出るのか？　食事で摂り過ぎた脂質が身体の外に排出されただけと軽く考えている方も多いようですが、じつはそう単純ではないのです。左ページのとおり食事などで摂取した脂質は、体内で中性脂肪とリン脂質に分解され、体を動かすためのエネルギーとして消費されます。**このとき脂質を分解する段階で「乳化」と呼ばれる工程が不十分だと、分子が大きすぎて消化管内で吸収できないため、そのまま便に混ざって排泄されてしまう**というわけです。まれに心身の不調などで消化、吸収の機能がうまく働かず、脂肪便が出ることもありますが、それが何日も続く、頻繁に出るという場合は何らかの病気のサインかもしれません。**放っておくと低栄養状態に陥ったり、膵炎から重篤な疾患に発展することもある**ので、「たかが脂肪便」と侮らず、早めに内科や消化器科を受診することをオススメします。

食事で摂取した「脂質」のゆくえ

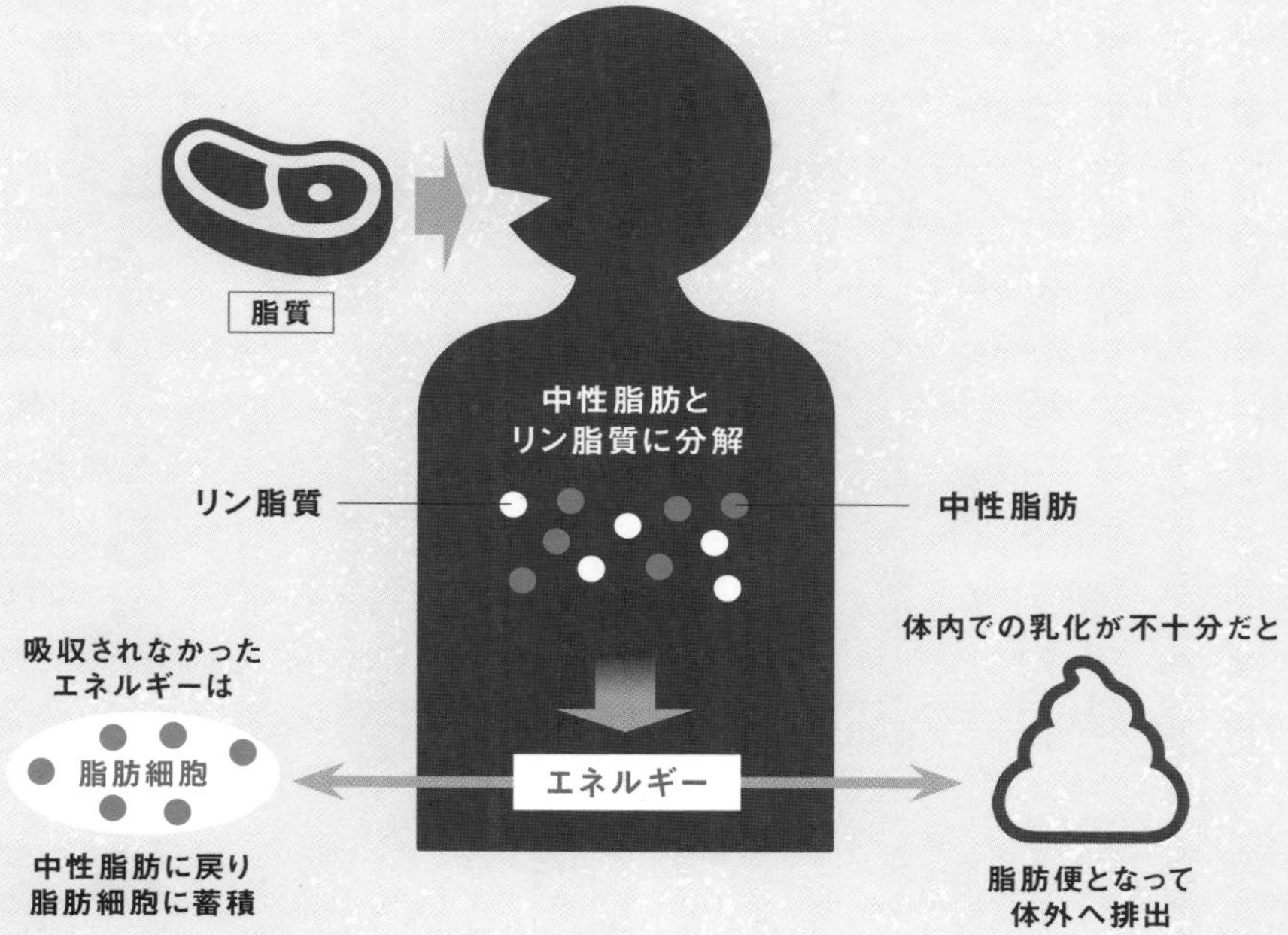

その「脂肪便」病気のサインかも？

以下に挙げたような病気が原因で脂肪便が出ることもある。とくに脂肪便が何日も続いたり、頻繁に出たりする場合は注意が必要。症状が進むと命に関わるケースもあるので、早めに内科か消化器科で診察を受けることをオススメする。

■脂肪便で疑われる主な病気

病名	主な症状
吸収不良症候群	脂肪をはじめとする栄養素の消化、吸収がうまく機能しない病態。持続期間、状態によっては低栄養状態になることも
慢性膵炎	膵臓の炎症により細胞が破壊され、線維化する病気。アルコールの過剰摂取が原因としてもっとも多い
ジアルジア症	ランブル鞭毛虫という寄生虫に汚染された食物などの摂取によって感染する。感染流行国への渡航者、男性同性愛者などによく見られる

第2章
美容・健康に欠かせない油の秘密

外食・惣菜・加工食品に潜む「オメガ6系」の油にご用心

必須脂肪酸とはいうものの……

健康を守る上で欠かせないことから「必須脂肪酸」とも呼ばれるオメガ3系脂肪酸とオメガ6系脂肪酸。**どちらも細胞や組織を作るために必要なものですが、人間の体内では作り出すことができないため、日々の食事などで適量を摂取し続ける必要があります。**

しかし、この数十年の間に食の欧米化、利便性を優先させた調理の簡略化が進んだことで、日本の食卓は魚や野菜が主菜の和食から肉や加工食品中心の洋食、インスタント食へと劇的な変化を遂げました。これによりオメガ3系脂肪酸の摂取量は減少し、反対にオメガ6系脂肪酸の摂取量が大幅に増加。本来、身体が必要とする以上の量を摂取し続けたことで、**日本人の体はオメガ6系脂肪酸（リノール酸）過多の状態となり、心臓病や糖尿病などの発症リスクが高まっているといわれています。**とくに普段から外食が多い人や調理済みの惣菜、お弁当、冷凍食品をよく食べるという人は要注意。手作りの料理と違い、工場で使われる油はその種類や量、品質が一切わからないため、本人も気づかないうちにオメガ6系脂肪酸を摂り過ぎてしまっている可能性もあるのです。家を汚したくないから、手軽で便利だからと外食やインスタント食品を多用するのは、それだけ自らの寿命を縮める行為と覚えておきましょう。

オメガ6（リノール酸）を多く含む油

■主な植物油脂類のリノール酸の含有量（100g中）

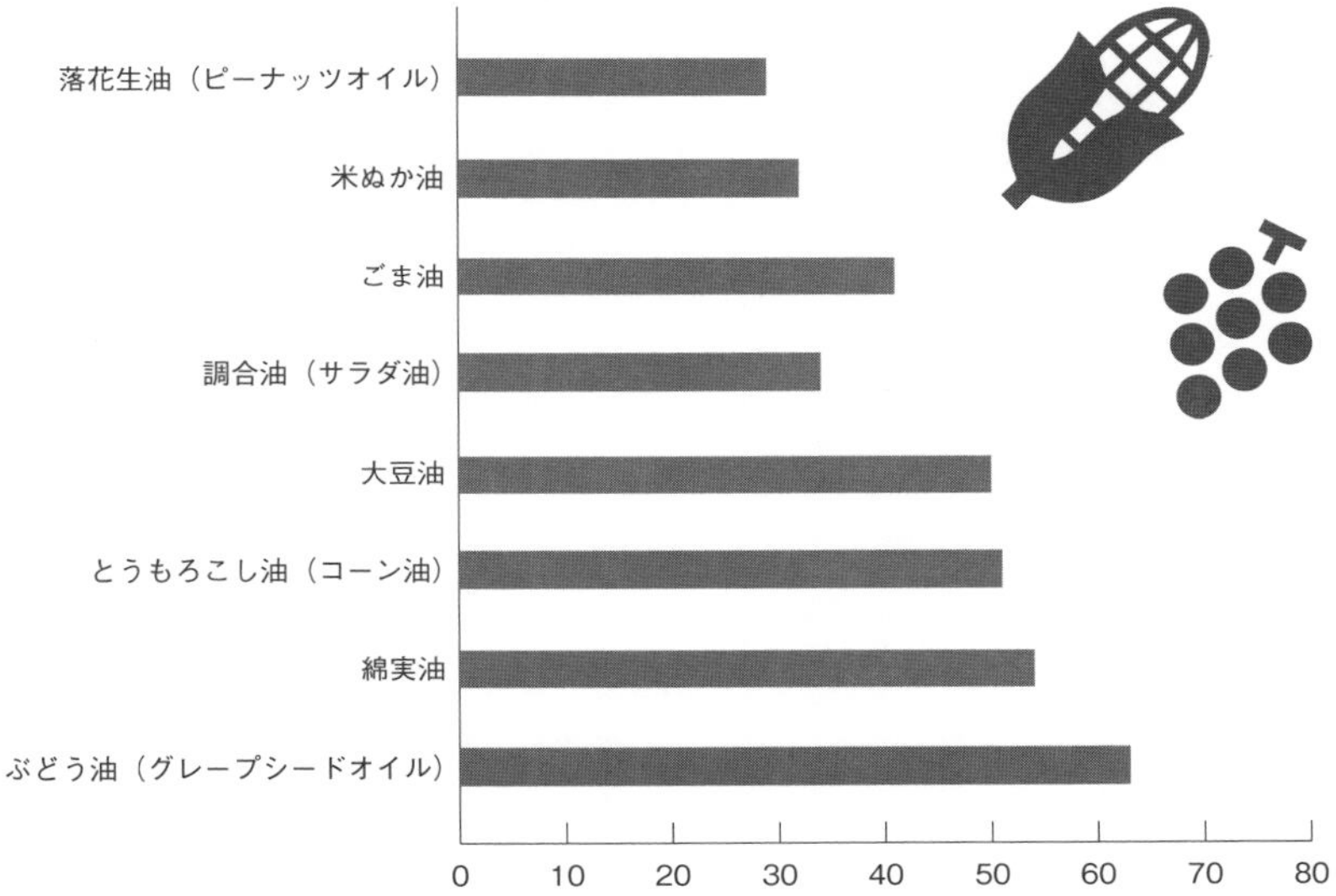

外食やお弁当にはオメガ6系の油がたっぷり

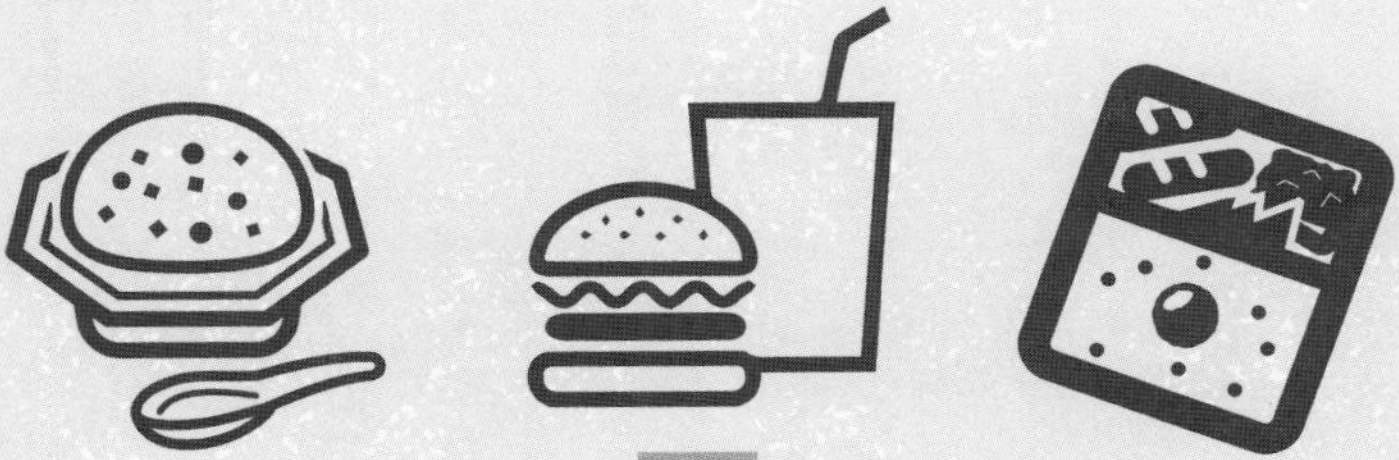

普段からよく食べているという人は……

気づかないうちにリノール酸を過剰摂取し、
生活習慣病、心疾患などのリスクがUP！

メニュー選びに気をつけよう　～外食・コンビニ編～

外食やコンビニ食、インスタント食品にはオメガ６系脂肪酸を多く含んだ油が使われている場合が多い。脂質の含有量も多いので、こうしたメニューに頼りすぎない食生活を心がけたい。

■主な外食・コンビニ食の脂質量

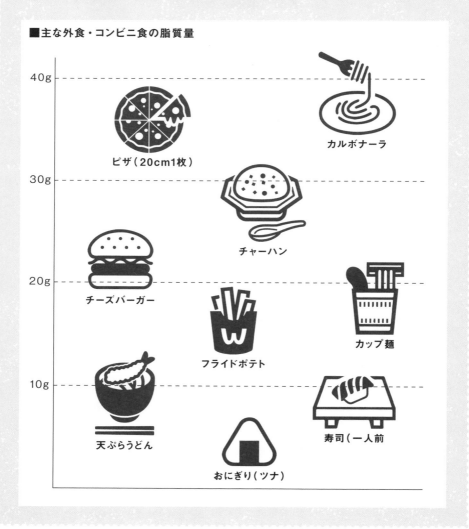

メニュー選びに気をつけよう 〜菓子・加工食品編〜

お菓子や加工食品にも脂質がたっぷりと含まれている。ハムやソーセージ、コーヒーフレッシュなどは一見含有量は少ないが、食卓にのぼる機会が多いため、気づかないうちに摂り過ぎてしまうこともある。

■主な菓子・加工食品の脂質量

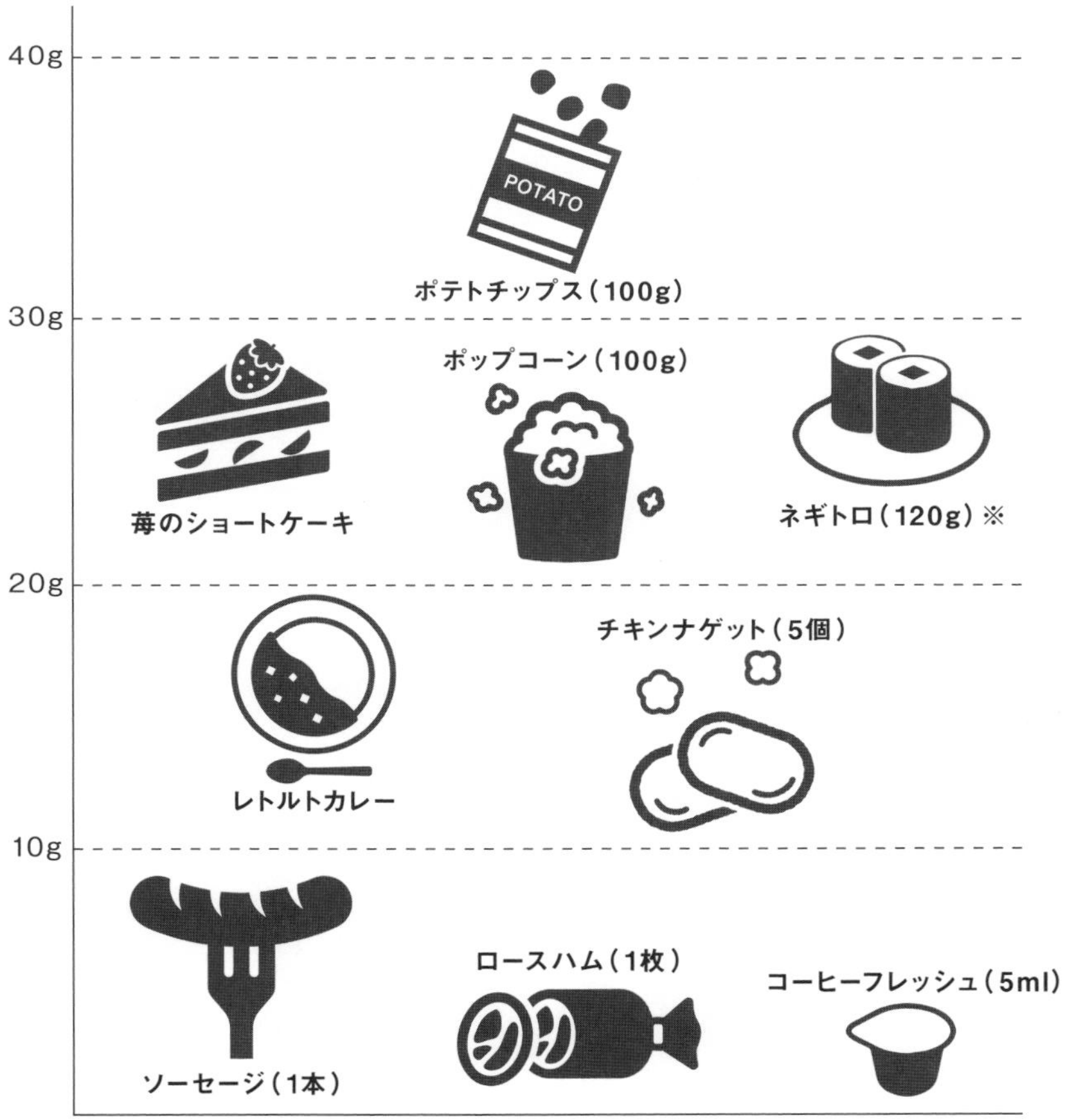

※魚肉にショートニングや魚油などを添加したもの

第2章
美容・健康に欠かせない油の秘密

「マーガリンは体に悪い」といわれる本当の理由

「植物由来=ヘルシー」という幻想

焼きたてのトーストにマーガリンをひと塗り――普段からパンをよく食べるご家庭にとっては日常のありふれた光景ですが、そこに家族の健康を脅かす落とし穴が隠れているのです。

バターの代替品として日本では広く普及しているマーガリン。なめらかで扱いやすく、価格も手頃、しかも植物性で身体によさそうなイメージも手伝って、好んで選ぶ人も少なくありません。ですが、その実態は50ページでも紹介したとおり、**トランス脂肪酸を非常に多く含んだ「不自然な油」なのです。トランス脂肪酸の摂り過ぎは心臓病、糖尿病などの発症リスクを高めるとして、米国やオランダではマーガリンの販売、食品への添加が禁止されています。**では、味や使用感もよく似ているファットスプレッドなら大丈夫かというと、決してそんなことはありません。マーガリンの水分量を多くし、よりなめらかにしたものがファットスプレッドの正体だからです。

最近では、**子供向けにチョコレートやフルーツの風味を添加した、パンに塗って食べるホイップクリームなども出回っていますが、じつはこれらの正体もファットスプレッドです。**安価で食べやすいのは魅力ですが、当然、身体によいものではありません。大切な家族の健康を守るためにも使用は控えるべきでしょう。

バターとマーガリンの違い

見た目や用途はよく似ているバターとマーガリンだが、その原料や作り方はまったくと言っていいほど異なっている。マーガリンをさらに柔らかく、扱いやすくしたファットスプレッドを含めた3製品の成分や特徴を比較してみよう。

バター、マーガリン類に含まれる脂肪酸の比率

■バター

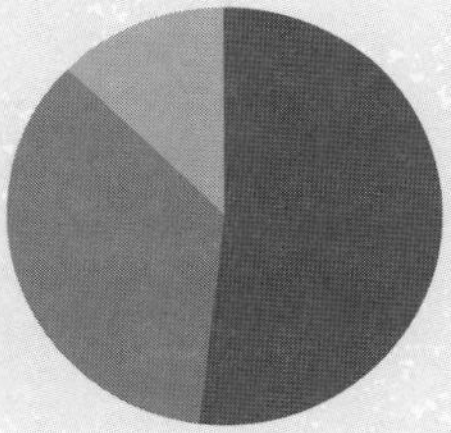

■ソフトタイプマーガリン家庭用

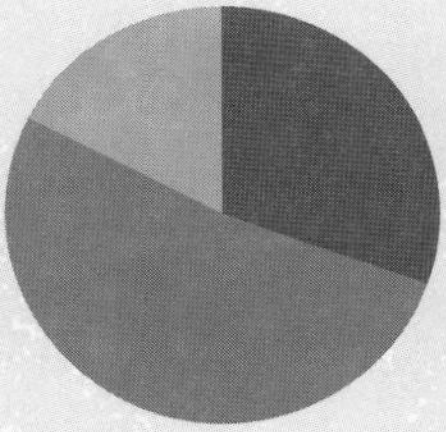

■ファットスプレッド

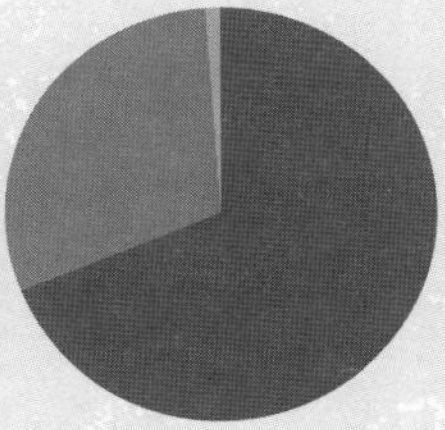

■飽和脂肪酸　■一価不飽和脂肪酸（オメガ9系）　■多価不飽和脂肪酸（オメガ3系、6系）

バター、マーガリン類の特徴

バター

原料

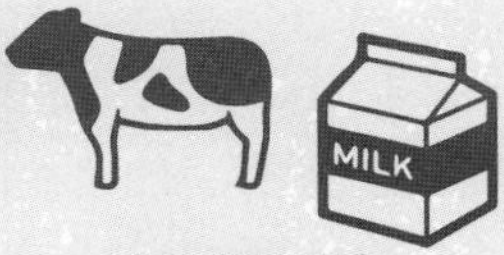

牛乳（乳脂肪）

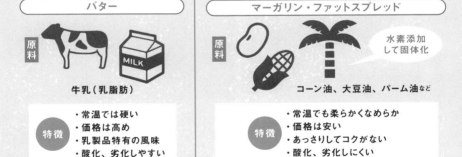

特徴
- 常温では硬い
- 価格は高め
- 乳製品特有の風味
- 酸化、劣化しやすい

マーガリン・ファットスプレッド

原料

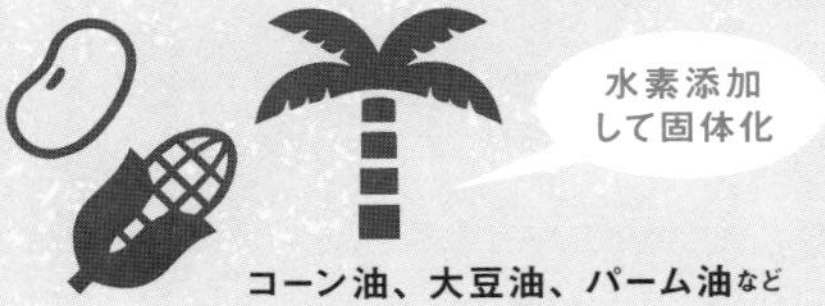

コーン油、大豆油、パーム油など

特徴
- 常温でも柔らかくなめらか
- 価格は安い
- あっさりしてコクがない
- 酸化、劣化しにくい

危険　マーガリンに含まれる「トランス脂肪酸」に要注意！

マーガリンの原料である植物油は常温では液体だが、「水素添加」という処理を行うことで固体化する。このとき身体に有害なトランス脂肪酸も大量に作られてしまうのだ。普段からマーガリンをよく使う人はトランス脂肪酸の摂り過ぎに注意したい。

第2章
美容・健康に欠かせない油の秘密

揚げ油の使い回しは体に毒？

消化器系への深刻なダメージも

小さな子供からお年寄りまで、世代を問わずに人気の定番メニューのひとつが揚げ物。揚げたてサクサクの天ぷらやとんかつは本当においしいですよね。火加減にさえ注意すれば、調理自体はそれほど難しくないので、ご自宅でよく楽しまれる方も多いと思います。でも、悩ましいのが調理後に出る大量の使用済み油。**一度使っただけで捨てるなんてもったいない、と再利用する方もいるようですが、食の安全性を考えたら再利用はオススメできません。**

一度調理に使用した油は、調理中の加熱と長時間空気に触れたことで酸化し、過酸化油脂に変化しています。調理カスさえ取り除けば、使用前の状態と変わらないように見えても、油の質は劣化しており、摂取することで消化管の粘膜を傷つけ、ときには動脈硬化の原因になることも……。消化器や心臓、血圧などに問題のある方はとくに使用を控えるべきでしょう。

それでも一度きりの使用で捨ててしまうのはもったいない、という方にオススメの調理法があります。それが「揚げ焼き」です。**鍋底から1～2センチ程度と少量の油で、食材の表裏を返しながら揚げるため、使用後の油の廃棄量も少なく、あと片付けも簡単です。**ただし、火の通りが悪い食材やたっぷりの油で揚げる天ぷらなどには適さないので注意しましょう。

揚げ油の再利用が体に悪い理由

一度料理に使用した油は、調理中の強い熱や調理カスによる汚れ、さらに長時間空気に触れたことで成分が変化（酸化）し、体に有害な過酸化油脂になる。時間の経過とともに酸化はどんどん進んでいくので、使用後の再利用はオススメできない。

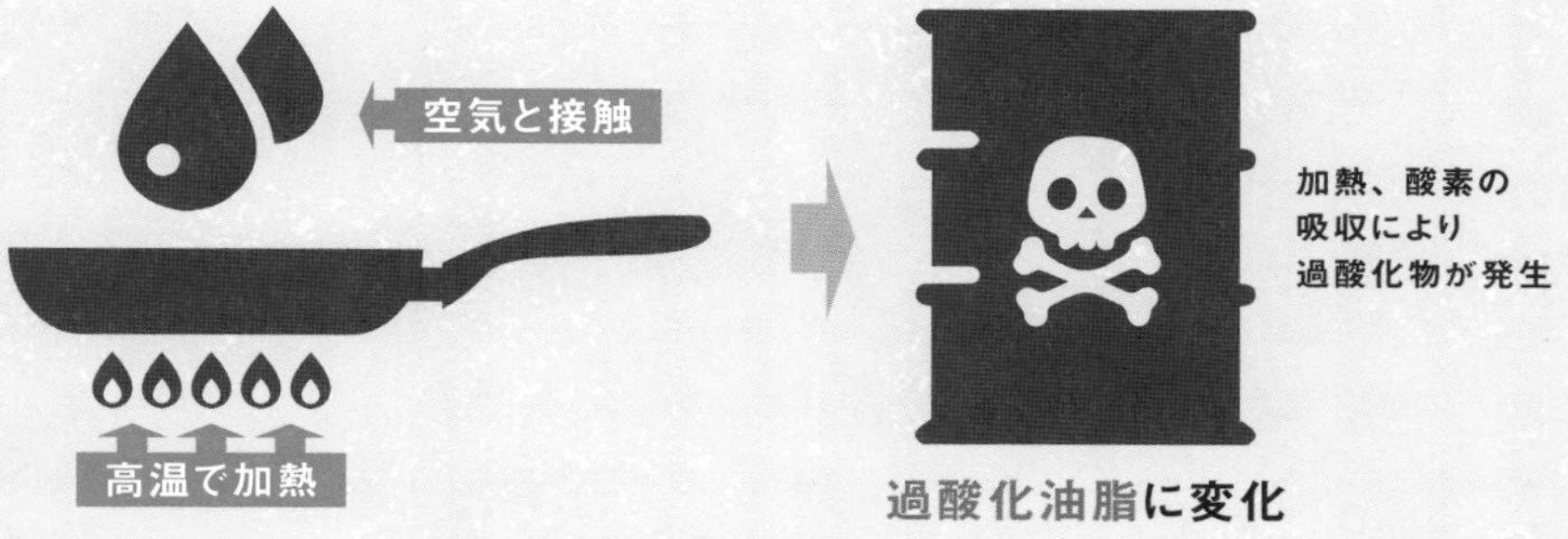

過酸化油脂を摂り続けるとどうなる?

酸化した油（過酸化油脂）を繰り返し調理に使っていると、消化管の粘膜を傷つけ、腹痛や下痢、消化器系の障害を引き起こすことがある。また、動脈硬化の原因にもなるので、血圧やコレステロールの数値が高めの人はとくに注意が必要だろう。

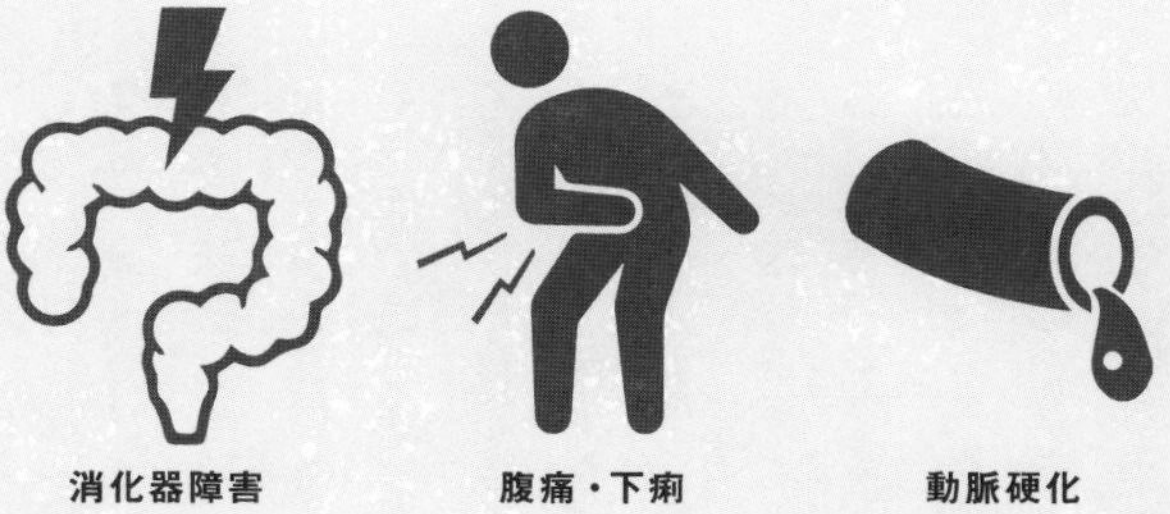

それでも一度で捨てるのはもったいない！という人のための

家計と健康を守る「油の再利用ルール」

- 使用後はペーパーフィルターや天然素材の布を使って濾す
- ステンレスやホーロー製の容器に移し、冷暗所で保管
- 再利用は数日以内、1回限りを厳守！
- 色や臭いが変わったと感じたら迷わず捨てる

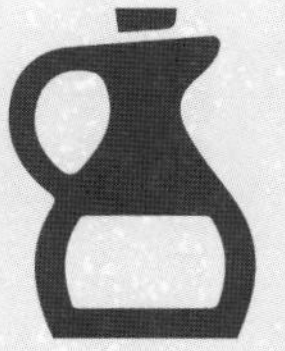

第2章
美容・健康に欠かせない油の秘密

油バランスの崩壊が招く怖い病気

大切なのは脂肪酸のバランス

私たちが普段なにげなく口にしている料理やお菓子にもさまざまな油が使われています。そのなかでもとくに多いのがサラダ油やマーガリンなどに代表される植物油脂。近年、**この植物油脂に多く含まれるオメガ6系脂肪酸の過剰摂取による「脂肪酸のバランス崩壊」が健康を損なう大きな要因として注目を集めている**のです。

左記のデータは平成30年の日本人の主な死亡要因をまとめたもの。「三大生活習慣病」と呼ばれる心疾患、がん、脳血管疾患だけで全体の約50%を占めていることに驚かされますが、これら**「三大生活習慣病」の発症に脂肪酸のバランス崩壊も深く関連している、といわれています。**

日本人にとって理想的な脂肪酸の摂取バランスは、オメガ3系脂肪酸「1」に対し、オメガ6系脂肪酸は「2〜4」程度といわれています。しかし実際にはオメガ6系脂肪酸が圧倒的に多く、その比率は「1対20」以上との報告もあるそうです。食の欧米化や日本人の魚離れによって**オメガ3系脂肪酸の摂取量が不十分ということもありますが、それ以上にオメガ6系脂肪酸を含む油脂を使った食品が世の中に氾濫している、と考えるべきでしょう。**次ページ以降では、脂肪酸バランスの崩壊が招く病気にはどんなものがあるのか、その症状や原因、病気のサインなどについてご紹介していきます。

日本人の死因に油が大きく影響している

以下の表は、平成30年の日本人の主な死因をその件数が多い順にまとめたものである。中でもとくに件数の多い脳や心臓の疾患、悪性新生物（がん）などは日々摂取する油のバランス崩壊がその一因ともいわれている。

■主な死因の構成割合（平成30年）

	死因	割合	人数		
			男性	女性	合計
1	悪性新生物（腫瘍）	27.4%	218,605	154,942	373,547
2	心疾患（高血圧性を除く）	15.3%	98,027	110,183	208,210
3	老衰	15.3%	28,201	81,405	109,606
4	脳血管疾患	7.9%	52,385	55,780	108,165
5	肺炎	6.9%	52,149	42,505	94,654
6	不慮の事故	3.0%	23,653	17,560	41,213
7	誤嚥性肺炎	2.8%	21,654	16,808	38,462
8	腎不全	1.9%	13,230	12,850	26,080
9	血管性及び詳細不明の認知症	1.5%	7,378	13,148	20,526
10	自殺	1.5%	13,854	6,178	20,032
11	その他	23.6%	―	―	―

日本人にとって理想的な油（脂肪酸）のバランスは？

厚生労働省が推奨するオメガ3系脂肪酸とオメガ6系脂肪酸の理想的な摂取比率は1対4。マヨネーズやマーガリン、加工食品などをよく食べる人は油のバランス崩壊に注意が必要だ。具体的な摂取量や年齢、性別による違いは以下を参照。

●オメガ3系、6系脂肪酸の一日の食事摂取基準量（単位：g）

	男性		女性	
	オメガ3	オメガ6	オメガ3	オメガ6
10歳	1.7	9	1.5	8
20歳	2	11	1.6	8
30歳	2.1	10	1.6	8
40歳	2.1	10	1.6	8
50歳	2.4	10	2	8
妊婦・授乳期	―	―	1.8	9

しかし実態は、

オメガ3 1に対し オメガ6 20

とも言われている

油バランス崩壊が招く怖い病気① 高血圧

オメガ6系脂肪酸を過剰に摂取し続けていると、体内でアラキドン酸が増えて血管の炎症が起こりやすい状態となる。炎症を起こした血管の内壁にコレステロールなどが付着することで、血管の壁は厚く硬くなり、そのぶん血の通り道（内径）は狭くなるため血流が悪化。その結果、高血圧を引き起こすことになる。

日本人にとって理想的な油（脂肪酸）のバランスは？

血圧を測定したとき、よく高い方の数値（収縮期血圧）のことを「上」、低い方の数値（拡張期血圧）を「下」と呼ぶが、一般的にはこの数値が「上130、下80」より低いくらいが正常範囲といわれる。普段から血圧が高めの人や、過去に狭心症、心筋梗塞、糖尿病などに罹ったことのある人、喫煙・飲酒の習慣がある人、太り気味の人については「上140、下90」以下をつねにキープできるよう心がけたい。

●血圧値の分類（単位：mmHg）

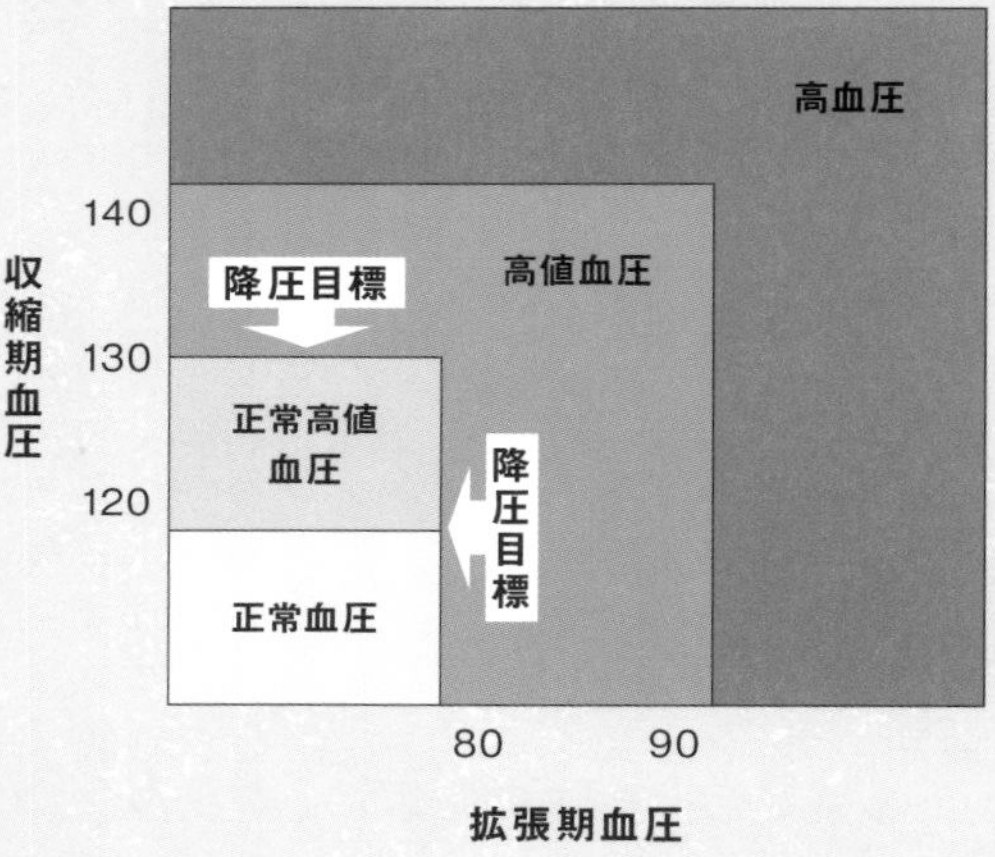

危険 高血圧はさまざまな病気の入り口

高血圧は自覚症状がほとんどなく「サイレントキラー」と呼ばれる。まれに**頭痛やめまい**、**肩こり**などがそのサインとして現れることもあるが、多くの場合、気づかないうちに進行してしまう。慢性的な高血圧になると脳卒中や心筋梗塞、腎臓病など、まさしく万病の元となるので、普段から定期的に血圧を測定する習慣を身につけておきたい。

油バランス崩壊が招く怖い病気②　心臓病

右ページで紹介した高血圧や動脈硬化の延長線上にある、もっとも恐ろしい病気が心臓病。中でも以下に挙げた５つは動脈硬化がその主な原因とされるものである。日々の食事や摂取する油のバランスに少し気を配ることで、こうした命に関わる疾患のリスクを抑えることもできる。

●動脈硬化に起因する主な心臓病

病名	主な症状
狭心症	冠動脈の内径が狭くなり、血流が悪化する。激しい胸の痛み、締め付けられるような圧迫感がある
心筋梗塞	冠動脈が詰まり、心臓への血流が止まってしまう。非常に激しい胸の痛みや圧迫感が30分以上続く
大動脈瘤	大動脈にコブができる。普段は無症状だが、コブが破裂すると大量出血し、ショック状態になることもある
大動脈解離	大動脈が血流方向に裂け、血管の膨張、破裂、血流障害などが起こる。胸や背中に激痛を伴う
弁膜症	心臓の弁がうまく機能せず、血液の逆流や心不全の原因に。動悸やむくみ、呼吸困難など症状が現れる

心臓病には「ステージ」がある

心臓病には症状の進行度に応じた「心不全へのステージ」がある。ステージが進めば当然、命の危険も伴うので、40歳を過ぎたら定期検診を受けるべきだろう。

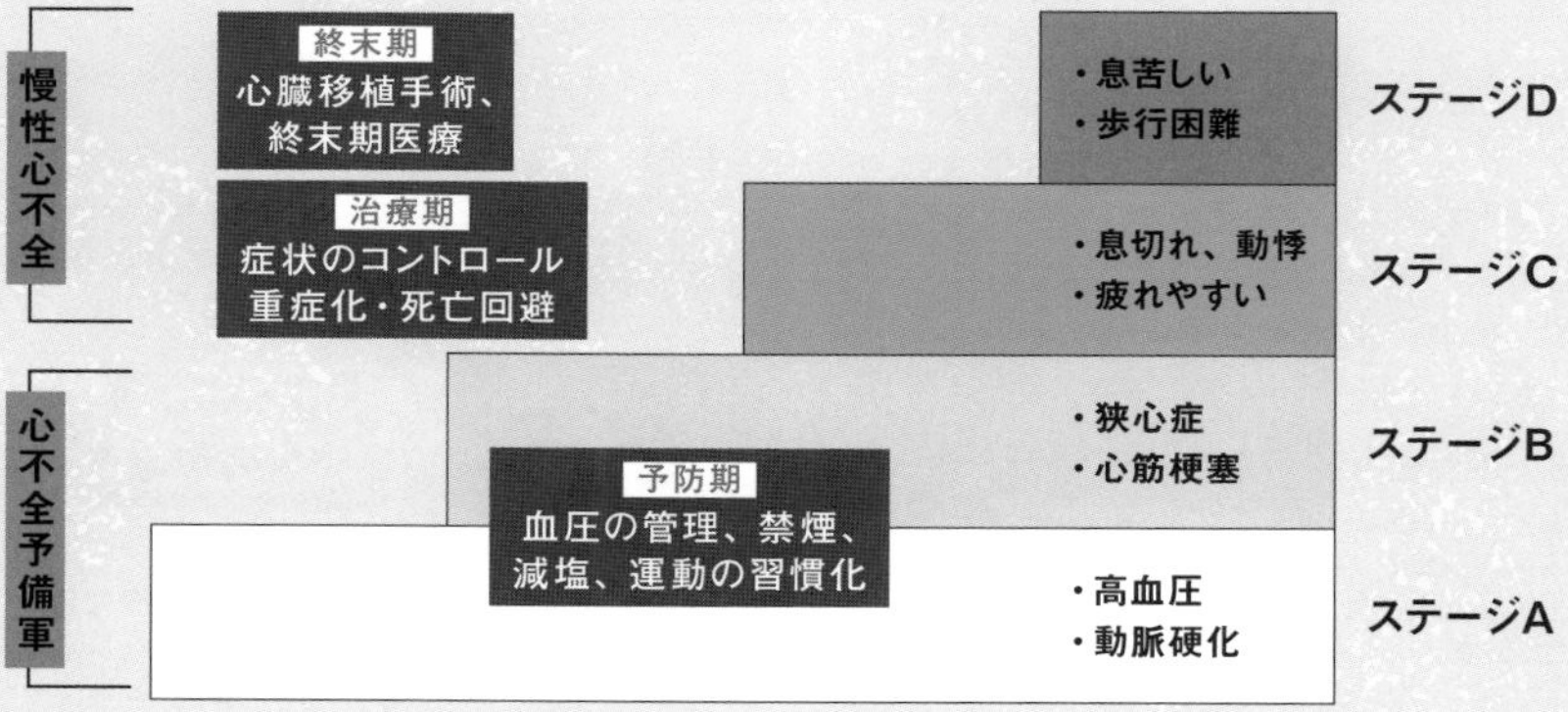

油バランス崩壊が招く怖い病気③ がん（悪性腫瘍）

1985年以降、日本におけるがんの罹患者数は増え続けている。生活様式の欧米化に伴い、食事が魚中心の和食から肉中心の洋食へと変化したことで、オメガ3系脂肪酸の摂取量が減り、反対にオメガ6系脂肪酸の摂取が増えたため、がんの発生リスクが高まったと考えられている。オメガ３系脂肪酸を多く摂れば、必ずがんが減少するというわけではないが、その抗炎症作用にはがん細胞の増殖や転移、再発を抑制する効果があると期待されている。

■部位別の主ながん罹患数（平成28年）

	男性	女性	合計
胃	92,691	41,959	134,650
肺	83,790	41,634	125,424
結腸	56,016	48,883	104,899
乳房	—	94,848	94,848
前立腺	89,717	—	89,717
直腸	33,625	19,593	53,218
肝臓	28,480	14,274	42,754
膵臓	20,856	19,760	40,616
悪性リンパ腫	18,295	15,945	34,240
子宮	—	28,076	28,076
胆のう・胆管	12,052	10,774	22,826
甲状腺	4,772	14,035	18,807
卵巣	—	13,388	13,388
その他	96,706	55,270	151,976

出典）国立がん研究センターがん対策情報センター

危険 大腸がん、乳がんが急増中！

欧米人に多く見られる大腸がんや乳がんが日本人にも急増している。その罹患者数は2000年頃と比較して、大腸がんが約1.5倍、乳がんは2倍近く増加しているのだ。これも食生活の欧米化、肉や加工食品中心の食事に変化したことによる影響と見られている。

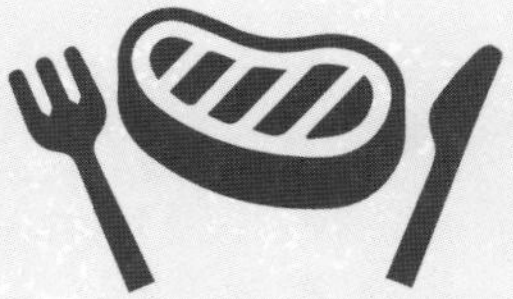

オメガ3で乳がんリスクが減らせる？

英国の医学誌『ブリティッシュメディカルジャーナル』に発表されたレポートによると、魚油由来のオメガ３系脂肪酸をもっとも多く摂取したグループは、もっとも少なく摂取したグループに比べ、約14%も乳がんリスクが低下したという。週に1～2回、食事に青魚を食べるだけでも十分効果が期待できるそうなので、乳がん予防のためにぜひ試してみては？

女性が1日に必要なオメガ３系脂肪酸は1.6g

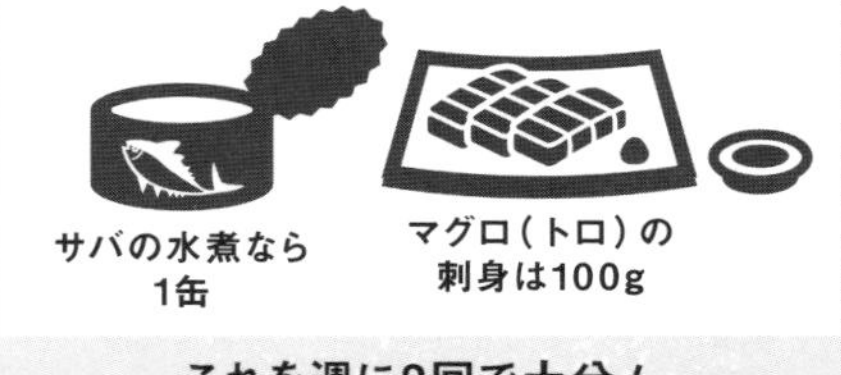
サバの水煮なら1缶
マグロ（トロ）の刺身は100g

これを週に2回で十分！

油バランス崩壊が招く怖い病気④ うつ病

食生活の欧米化は、内臓だけでなく脳にも多大な影響を与えている。魚を食べる機会が減ったことで脳内のオメガ3系脂肪酸が慢性的に不足し、脂肪酸バランスが崩れ、うつ病などの気分障害や認知症を発症するリスクが高まっているのだ。

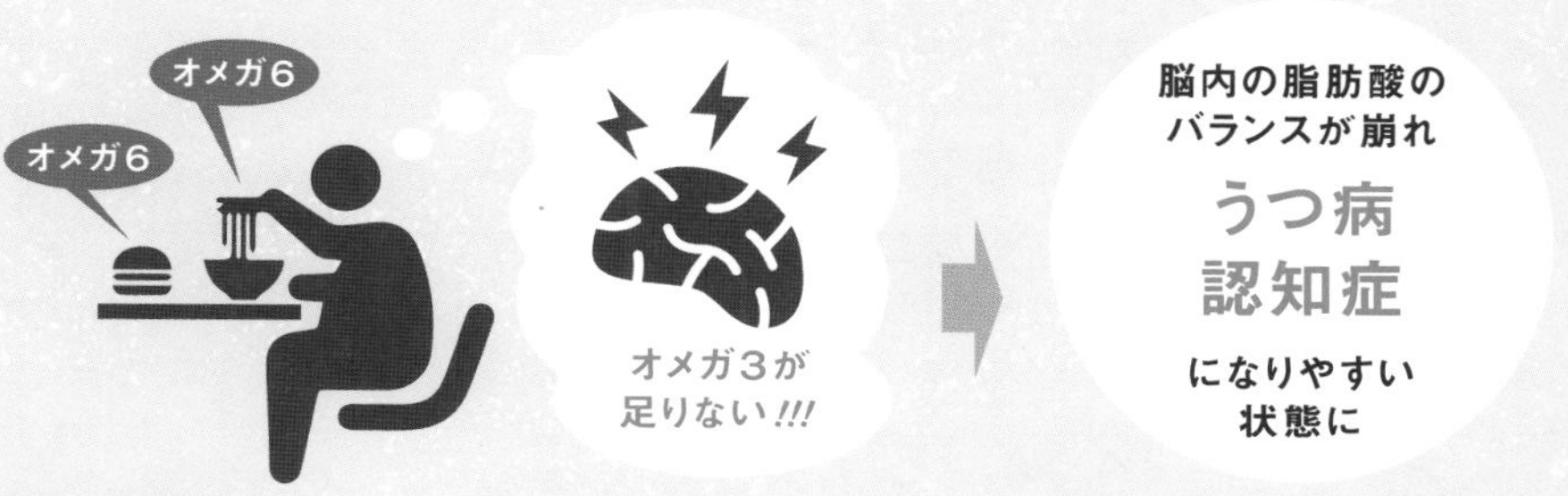
オメガ6
オメガ6
オメガ3が
足りない!!!
脳内の脂肪酸の
バランスが崩れ
うつ病
認知症
になりやすい
状態に

魚を食べる習慣がうつ病リスクを減らす？

少し古いデータだが、以下は国民ひとりあたりの魚の年間消費量と、うつ病に罹っている人の割合を示したもの。魚の消費量が多い日本の有病者率がその他の国に比べて非常に低く、うつ病のリスク低減に一役買っていることが見て取れる。

■魚の消費量と人口当たりのうつ病有病率

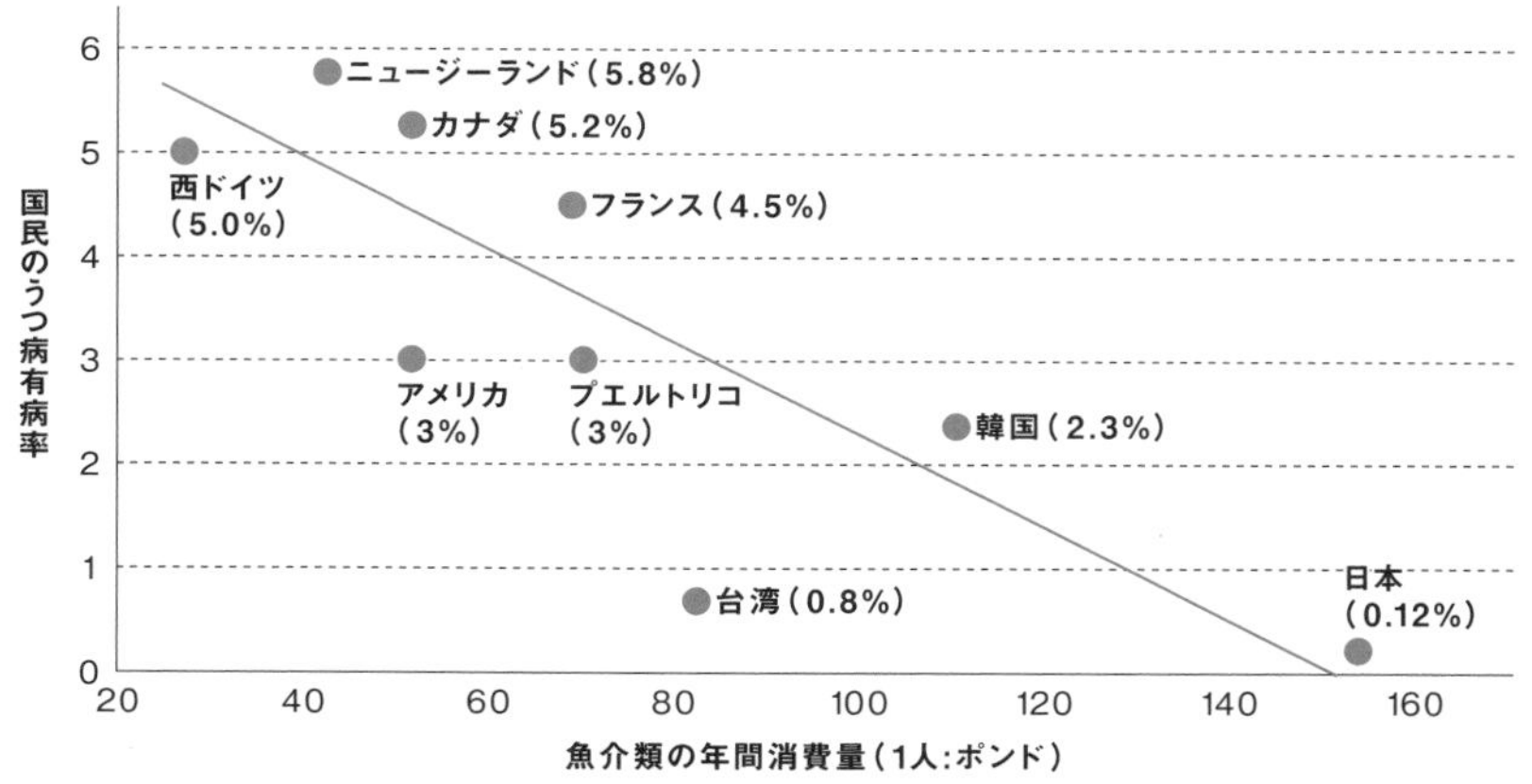

Hibbeln JR, Lancet, 351: 1213 (1998)

第2章のまとめ

油は単に料理をおいしくするだけでなく、体を作り、維持し、健康的な生活を送るための役にも立っている。それだけに普段から口にしている油がどんなものか、いつも食べる食品にはどんな油が使われているのかを知ることは、自身の未来の健康を守るためにも非常に重要なことなのである。

まったく油を摂らない「油断ち」は
かえって体に良くない

38ページ

メンタルの不調、脳の活性化に
油が効く！

42、46ページ

花粉症などのつらい
アレルギー症状には
オメガ3脂肪酸を試してみよう

44ページ

外食、コンビニ食、加工食品には
「悪い油」が使われている!?

54、60ページ

オメガ3とオメガ6の
摂取バランス崩壊は
生活習慣病の引き金に

62ページ

第3章

毎日の食事で効果的に油を取り入れる極意

肉料理に偏ると不健康になる

魚より肉を食べるようになった日本人

皆さんは肉料理と魚料理のどちらが好きですか？　食べ応えのある肉料理ですか？　それともヘルシーなイメージの魚料理ですか？

肉と魚は、メイン料理として親しまれる代表的な食品ですが、**脂質という点ではこのふたつには大きな違いがあります。肉は脂、魚は油という見た目の違いだけでなく、構成成分の脂肪酸が決定的に異なるのです。**左のページで紹介しているように、肉の脂が飽和脂肪酸中心であるのに対し、魚の油はオメガ3系の不飽和脂肪酸を同じくらい含んでいます。希少なオメガ3系……とくにEPAやDHAをたくさん摂れる点で、魚は肉よりずっとヘルシーなのです。

日本人は昔から肉より魚をたくさん食べる民族でしたが、近年では輸入自由化などにより肉が低価格化し、肉を食べる機会のほうが増えてきました。厚生労働省の発表している『国民健康・栄養調査』によると、2006年頃から肉類と魚介類の消費量が逆転しています。

それが直接的な原因かどうかは断言できませんが、**最近の日本人は生活習慣病が増え、うつ病も多くなってきました。「きれやすい子供」が増えたのも、DHAの不足によるものといわれています。**魚料理よりも肉料理を好んで食べるようになったことで、健康にさまざまな悪影響が出てきている可能性があるのです。

「肉の脂」と「魚の油」の違い

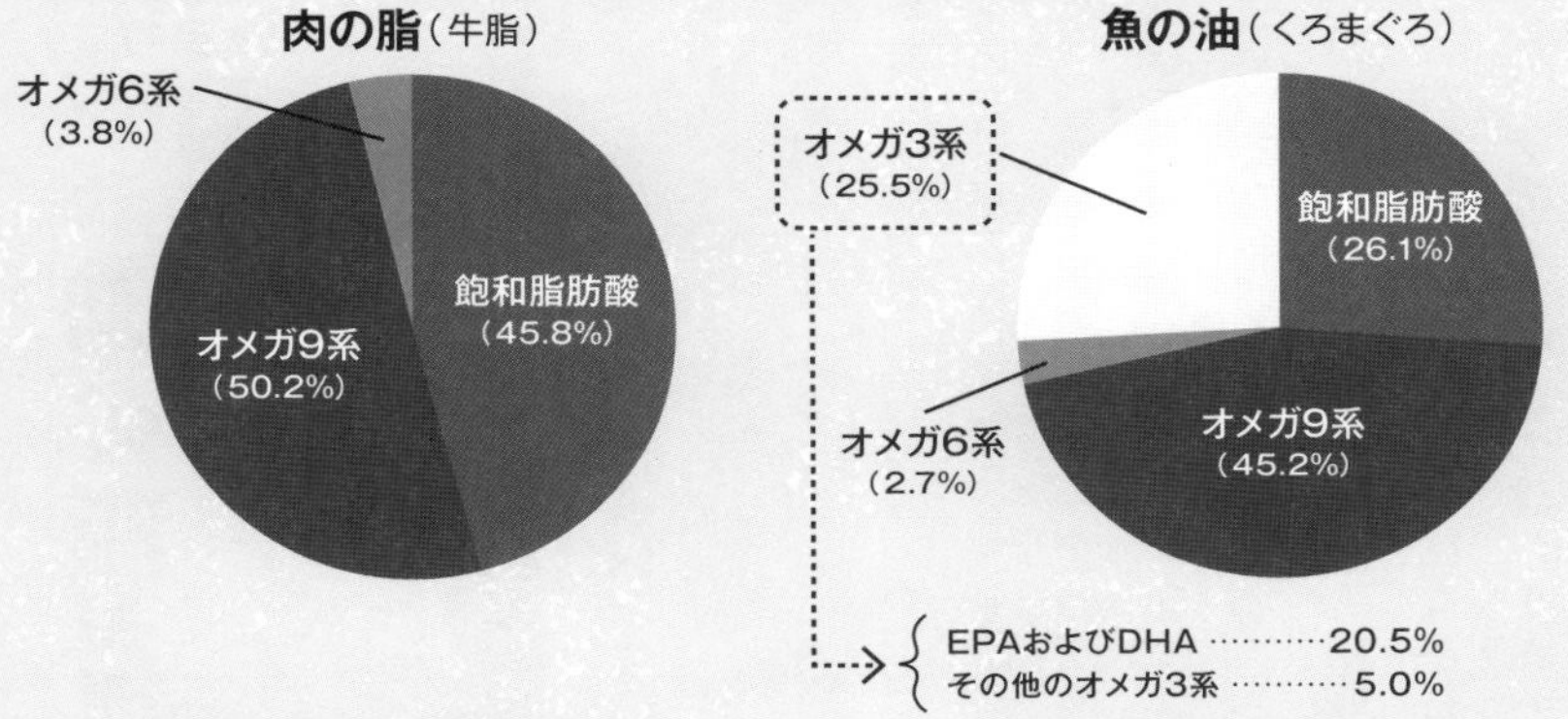

- 常温で固体＝太りやすい
- 飽和脂肪酸とオメガ9系が中心
- どちらも他の脂質で代用可能
- オメガ3系をほぼ摂取できない

- 常温で液体＝太りにくい
- オメガ3系を豊富に含む
- とくにEPAとDHAが豊富
  (他の脂質では代用できない)

※数値は文科省「脂肪酸組成表」より。四捨五入をしているため合計が100%にならない場合があります。

日本人は魚より肉を食べるようになった

■国民1人1日あたりの魚介類・肉類の摂取量

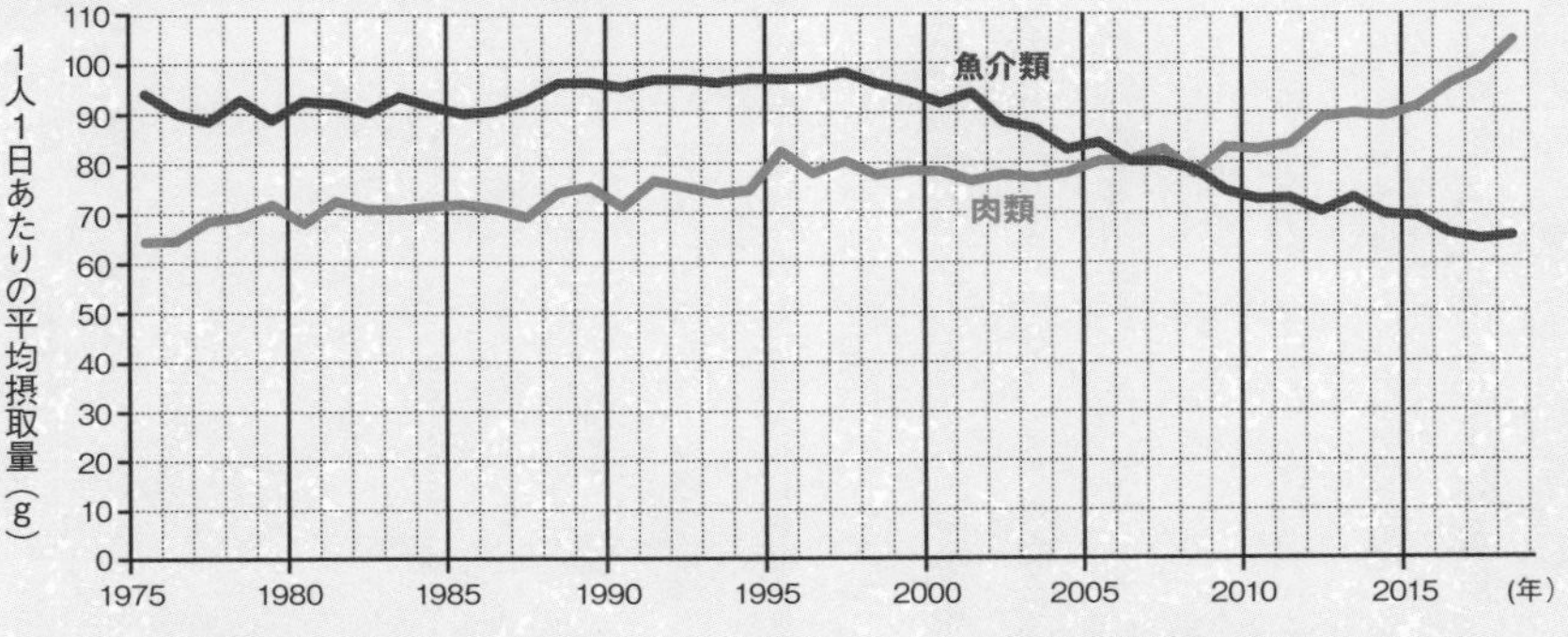

日本では昔から魚が食卓に並ぶ光景が当たり前だった。しかし肉の消費量が徐々に増え始め、2006年頃から肉と魚の消費量が逆転。いまでは大幅に肉に偏った食生活となっている。

※データは厚労省「国民健康・栄養調査」より

肉の脂身にメリットはない

肉の脂肪酸は摂取過剰？

オメガ3系の不飽和脂肪酸を含む魚の油に対して、肉の脂にはメリットがないのでしょうか？

肉の脂は、70ページで紹介したように飽和脂肪酸とオメガ9系がほぼ半々で、これにわずかにオメガ6系を含むという成分構成です。もちろん、これらの脂肪酸も一定のバランスで摂るべきなので、「肉の脂はよくない」と一概にいえるものではありません。

ただ、**これらの脂肪酸は他の脂質にもたっぷり含まれており、摂り過ぎになる可能性があるのです。その代表的なのはパーム油です。**つぎのページに載せた表を見ると、パーム油と肉の脂は成分がよく似ているのがわかるでしょう。

「いや、パーム油なんて摂っていないよ」とお思いでしょうか？　じつはこの油、即席ラーメンやマーガリンをはじめ、さまざまな加工食品に使われている油なのです。**液体にも固体にも加工しやすく、原価が安いため、日本国内では供給量2位を誇るメジャーな植物性油です。加工食品をある程度食べている人なら、間違いなくそれなりの量を摂取しているでしょう。**

このような油があることを考えると、肉の脂は飽和脂肪酸やオメガ9系の過剰摂取を招くリスクがあるといえます。少なくとも、脂質を摂る目的では肉の脂身にメリットはないでしょう。肉と魚の違いとして覚えておきたいところです。

肉の脂肪酸は他の油脂で代用可能

■肉に含まれる脂肪酸（脂肪酸100gあたりのg数）

食品	飽和脂肪酸			一価不飽和脂肪酸	多価不飽和脂肪酸	
	パルミチン酸	ステアリン酸	その他	オメガ9系	オメガ6系	オメガ3系
牛肉（リブロース）	24.3	10.9	3.6	58.4	2.6	0.1
豚肉（ロース）	25.6	16.2	2.4	43.3	11.8	0.6
鶏肉（もも）	25.9	6.7	1.2	51.9	13.6	0.7

主成分が似ている

■パーム油に含まれる脂肪酸（脂肪酸100gあたりのg数）

食品	飽和脂肪酸			一価不飽和脂肪酸	多価不飽和脂肪酸	
	パルミチン酸	ステアリン酸	その他	オメガ9系	オメガ6系	オメガ3系
パーム油	44.0	4.4	2.3	39.5	9.7	0.2

※数値は文科省「脂肪酸組成表」より

肉の脂は牛・豚・鶏で多少バランスの違いはあるものの、飽和脂肪酸のパルミチン酸、ステアリン酸、それに不飽和脂肪酸のオメガ9系とオメガ6系が主成分。ただ、これらはパーム油をはじめとした他の脂質にも含まれており、いってみれば代用可能な脂肪酸である。

パーム油ってなに？

さまざまな加工食品に使われる便利な油

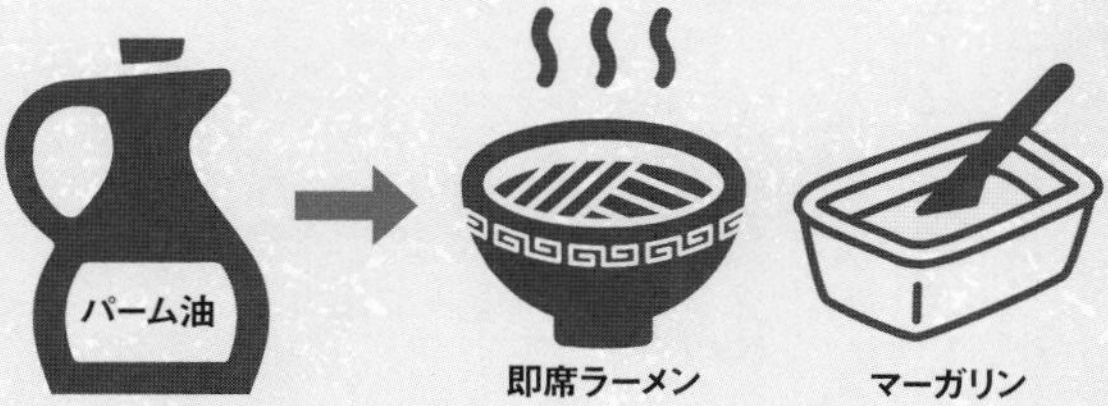

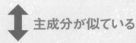

あまり聞かない名前ではあるが、じつはさまざまな加工食品に含まれ、国内2位の供給量を誇るメジャーな植物性油。多くの人がそれなりの量を摂っている油である。

■国内の植物油供給量

油	供給量
菜種油	約105万t
パーム油	約78万t
大豆油	約49万t
米油	約10万t

※数値は2019年のもの。
日本植物油協会より

肉料理を食べるならどんな肉がいいか？

生育環境が肉に与える影響に注意

脂質のことを考えれば、肉よりも魚を食べたほうがいいのは確かです。とはいえ、やっぱり肉は美味しいしやめられない、という人もいるでしょう。牛肉、豚肉、鶏肉をはじめとした美味しい肉が世の中に溢れるなか、肉を完全に断った食生活は難しいものがあります。

実際、**肉はタンパク質を豊富に摂れる代表的な食品です。タンパク質には肉や魚などに含まれる動物性と、大豆やいんげんまめなどに含まれる植物性とがありますが、動物性タンパク質は必須アミノ酸のバランスが植物性タンパク質より優れています。**そんな動物性タンパク質を肉は豊富に含んでいるのです。もちろん魚でも同様に動物性タンパク質は摂れますが、肉を食べるのを我慢してストレスを溜めてしまっては、かえって不健康になりかねません。

そんな肉に関して、注意しておきたいことがひとつあります。**それは育成環境によって肉の成分が変わってくるということ。**たとえば牛肉の場合、自然さながらに牧草を食べさせて育てた牛と、穀物原料の餌で効率よく大量育成した牛とでは、肉の脂組成に違いが出てくるのです。後者は安価で大量に出回っている肉に多く、前者にくらべてオメガ6系の脂肪酸を多く含むといわれています。肉料理を食べる場合、こうした点に注意して肉を選びたいところです。

肉はタンパク質が豊富な食品

動物性タンパク質

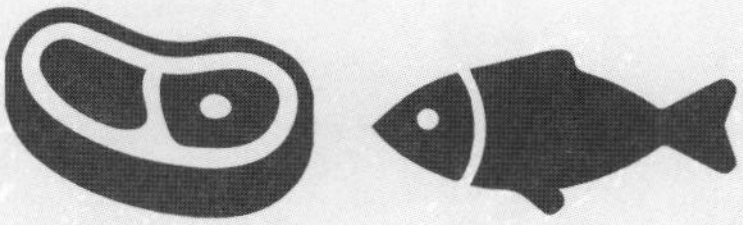

肉　魚

など

・必須アミノ酸がバランスよく摂れる
・タンパク質成分が多い
・とくに肉は脂肪が多くカロリーが高い

植物性タンパク質

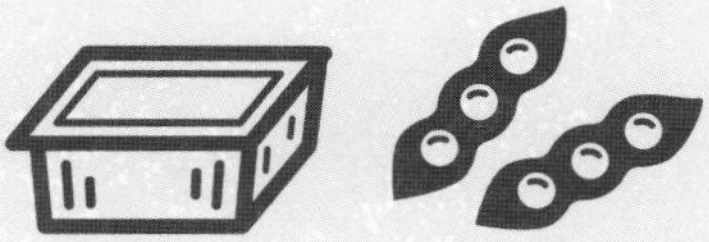

豆腐　いんげんまめ

など

・必須アミノ酸が一部不足している
・タンパク質成分は少なめ
・脂質はほとんどなくカロリーが低い

タンパク質には動物性と植物性があり、動物性タンパク質は必須アミノ酸をバランスよく摂れるのが特徴。肉はそんな動物性タンパク質を豊富に含む点では優れた食品である。

「glen-fed beef」より「grass-fed beef」を

glen-fed beef

トウモロコシなどの穀物を与えて
効率よく育てた牛

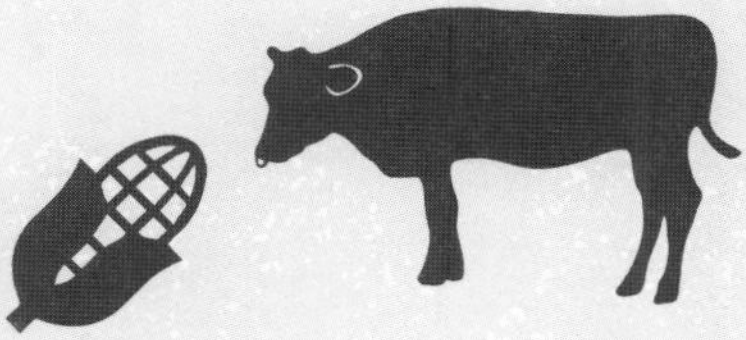

・安く大量に生産できる
・オメガ6系の脂肪酸が多くなる

grass-fed beef

牧草を与えて育てた牛

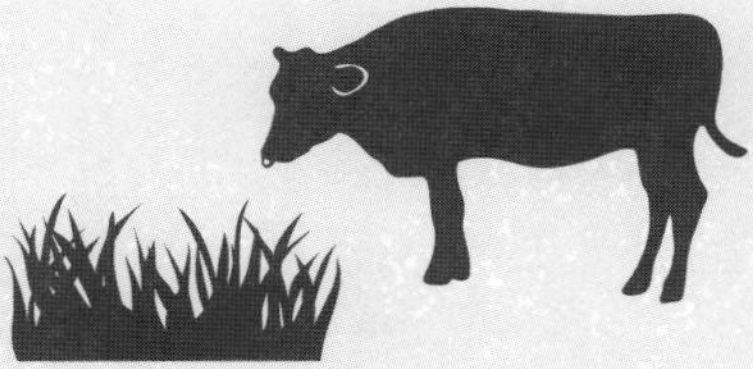

・手間もコストもかかる
・脂肪酸のバランスがいい

同じ牛肉でも穀物の餌で育った牛と牧草を食べて育った牛とではその成分が変わってくる。前者は安価で買える分、オメガ6系が多いなどのデメリットがあるので注意が必要だ。

オメガ3系を摂れる油「えごま油」

肉中心の食生活に加えたい1本

「魚よりも肉」という食生活をしていると、必然的に脂質の偏りが出てきます。肉にもタンパク質を摂れるという利点はあるものの、魚を食べないとその分オメガ3系の摂取量が絶対的に足りなくなってしまうのです。厚労省の基準では必須脂肪酸のオメガ3系とオメガ6系を1対2～4くらいで摂るのが理想とされていますが、現代日本人は1対10くらいか、ひどい場合は1対50くらいの割合だともいわれています。いずれにしても、**多くの人はオメガ6系にくらべて圧倒的にオメガ3系が足りていないのです。**

「では、ほかの食品でオメガ3系を摂ればいいじゃないか」と思われたでしょうか？　そう、そんな目的に使えるのがえごま油なのです。**えごま油はオメガ3系を豊富に含む数少ない油のひとつで、オメガ6系の油の代わりに使えば手軽に脂質のバランスを直せるのです。**

ただし、えごま油に含まれるオメガ3系はα-リノレン酸という脂肪酸で、体内でEPAやDHAに変換されて使われるのは摂取量のうち10～15％くらいといわれます。つまりEPAやDHAを直接摂れる魚油よりは効率が落ちてしまうというわけです。それでも、オメガ3系を摂れる点で貴重な油であることに変わりはありません。肉料理が中心の人は、オメガ3系の不足分をえごま油で補ってみてください。

魚油とえごま油の脂肪酸をくらべると……

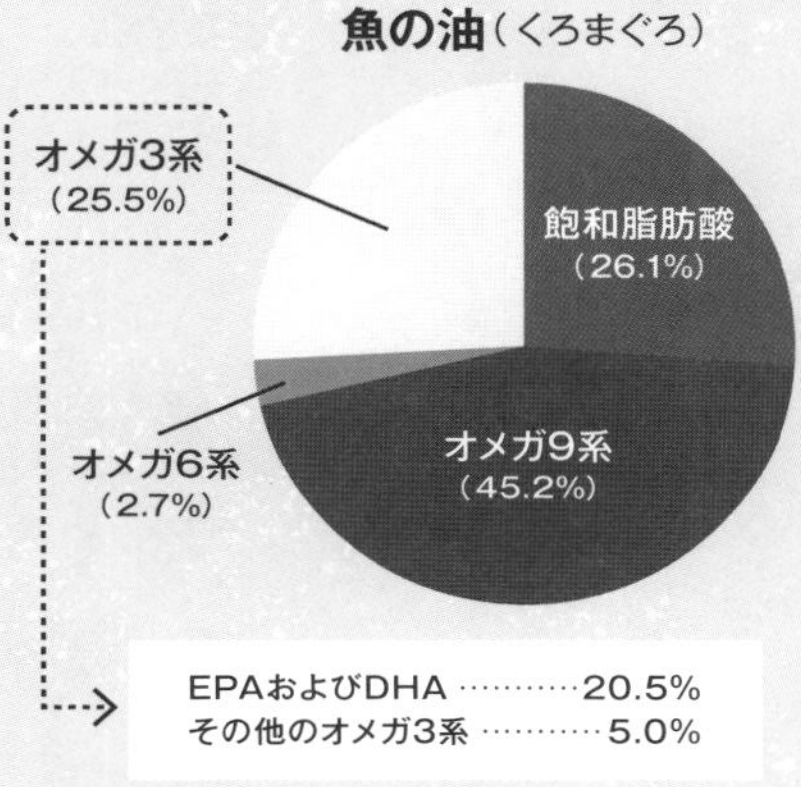

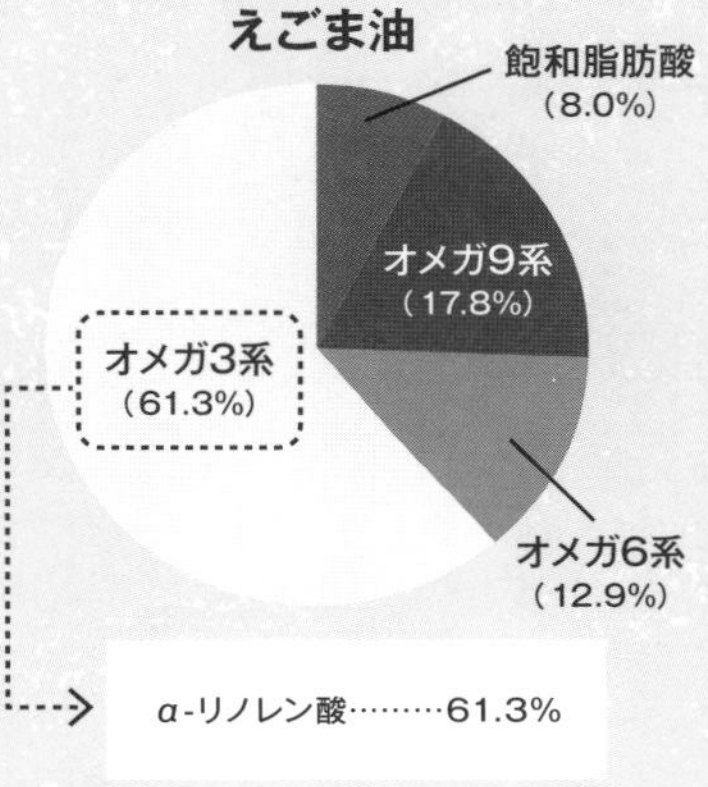

魚の油以外でオメガ３系の脂肪酸をしっかり摂れるのがえごま油。上記のグラフのように、えごま油はその大部分をオメガ３系が占めている。ただし、同じオメガ３系でも魚油に含まれるのはＥＰＡやＤＨＡが中心なのに対し、えごま油はα-リノレン酸という違いがある。

※数値は文科省「脂肪酸組成表」より。四捨五入をしているため合計が100%にならない場合があります。

α-リノレン酸は体内でEPAやDHAに変換される

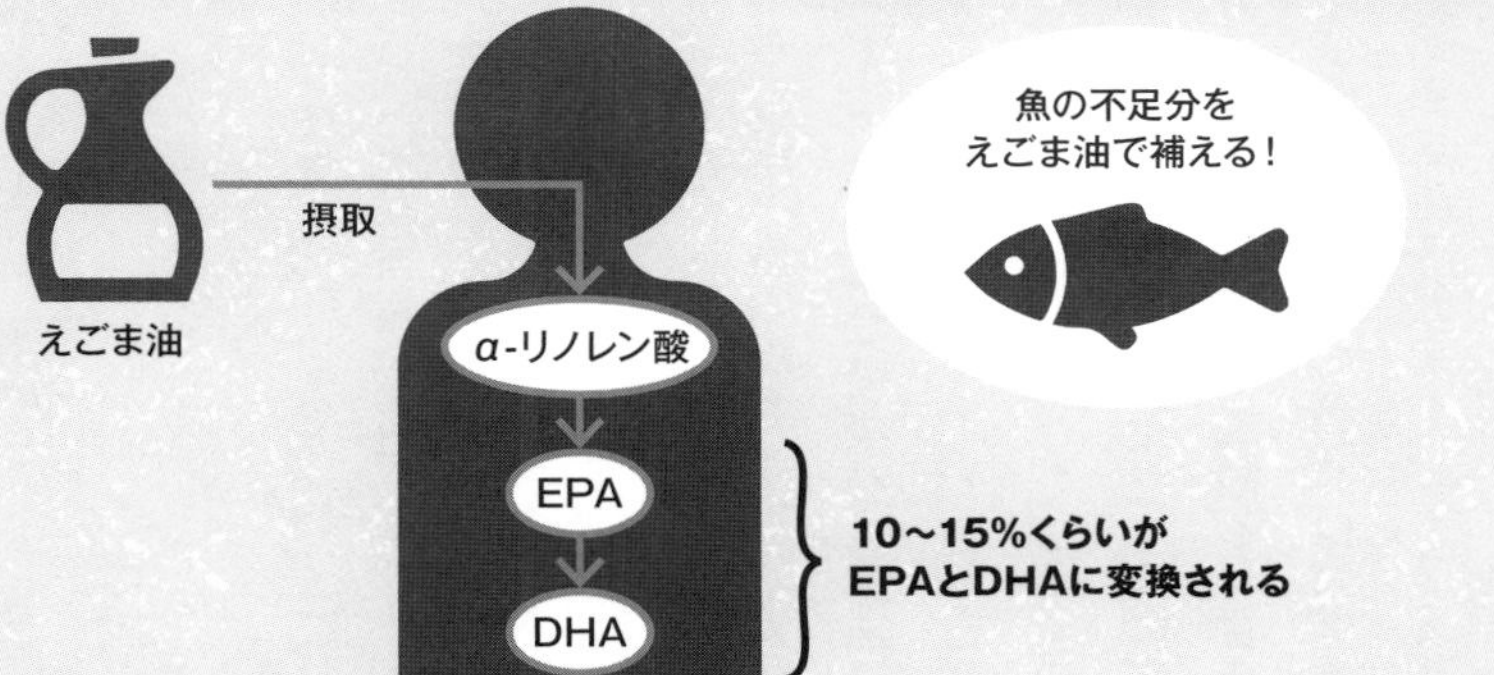

えごま油に含まれるオメガ３系のα-リノレン酸は、摂取すると体内でそのうち10 〜 15%がＥＰＡやＤＨＡに変換されるといわれている。つまり、ＥＰＡやＤＨＡを直接含む魚油より摂取効率は落ちてしまうわけだが、魚油の代用として十分に使えるオススメの油だ。

手間いらずの「魚の缶詰」でオメガ3系を効率よく摂取

魚をそのまま詰め込んだ優秀な保存食品

魚を食べたほうが体にいいとわかっていても、下ごしらえに手間がかかることや、骨を取り除いて食べる面倒などから、やっぱり魚を敬遠してしまう人も多いかと思います。そんな場合、魚の缶詰を利用するのもひとつの手です。

魚の缶詰はフタを開けたらすぐに食べられる手軽さが大きなメリットです。また、通常はあまり日持ちしない魚も、缶詰なら何年間も保存でき、いつでも好きな時に食べられます。

「そんな便利な加工食品は何か体に悪い物が入っているんじゃないの?」と心配になるかもしれませんね。でも安心してください。缶詰は材料の魚に塩などの下味をつけて缶に詰め、密閉したのちに高温殺菌して作られます。この工程により缶の中には微生物がいっさいいなくなるため、保存料や防腐剤などの添加物を使わずとも腐ることはないのです。魚を純粋にそのまま詰め込んだ保存食品なのです。

もちろん、**魚の持つ栄養分もそのままです。いわしやさばなどの青背魚の缶詰なら、1日に必要なオメガ3系の脂肪酸を1缶で十分に摂れます。**基本的に調理済みなのでそのまま食べてもよし、サラダに和えたり加熱して食べてもよし。ただし、油漬けタイプの缶詰はその油によってはオメガ6系の油を摂りすぎしまう可能性があるため、水煮タイプのほうがオススメです。

魚の缶詰は安全な保存食品

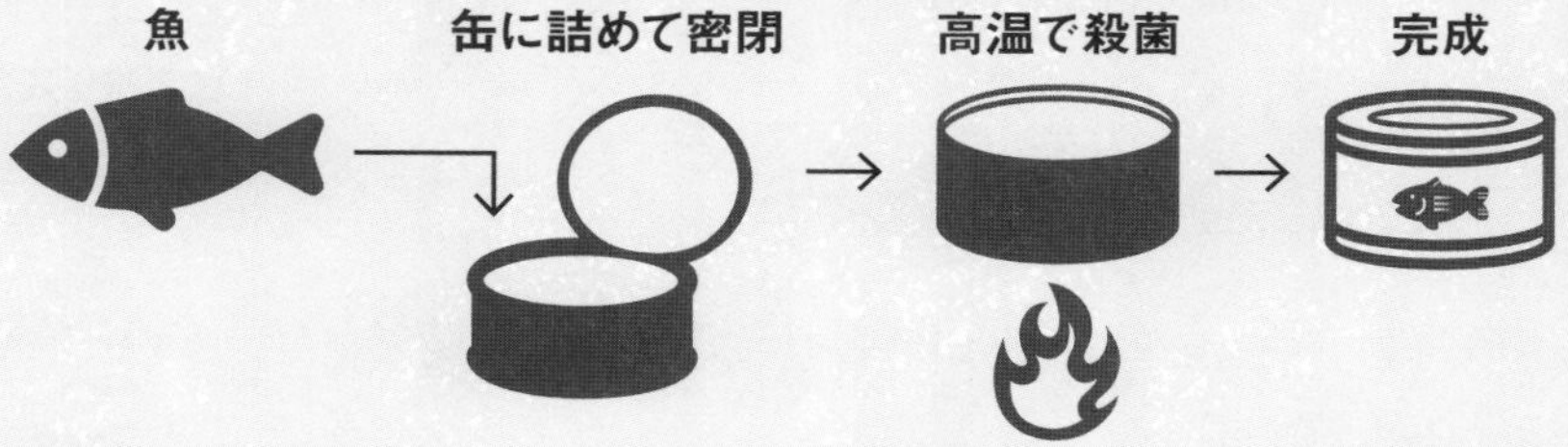

煮たり茹でたりした魚を缶に詰めて密閉し、高温殺菌して缶詰は作られる。缶の中が無菌状態になるため腐りにくく、添加物なしに常温で何年も持つ保存食品だ。

魚の缶詰は栄養がたっぷり

■各種缶詰の成分（可食部100gあたり）

食品	エネルギー（kcal）	栄養素（g）			脂肪酸の含有量（g）			
		脂質	タンパク質	炭水化物	飽和	オメガ9系	オメガ6系	オメガ3系
いわし（水煮）	188	10.6	20.7	0.1	2.64	2.16	0.23	2.85
さけ（水煮）	170	8.5	21.2	0.1	1.79	3.76	0.19	1.37
さば（水煮）	190	10.7	20.9	0.2	2.4	3.43	0.29	2.7
まぐろフレーク（水煮）	97	2.5	18.3	0.4	0.64	0.71	0.11	0.62

缶詰には魚の栄養がそのまま詰まっている。オメガ3系の摂取量は1日あたり1.6～2.4gが目安とされているが、いわし缶やさば缶なら1缶（100gのもの）で軽くそれを満たせるのだ。

※数値は文科省「日本食品標準成分表2015年版（七訂）」および「脂肪酸組成表」より

魚の缶詰はお手軽

そのままで

缶詰の魚は基本的に調理済みなのでそのまま食べられる。汁にも成分が溶け出しており、汁ごと食べると栄養をすべて摂取できるのだ。

サラダなどに和えて

ツナ缶を混ぜたサラダは一般的だが、他の魚の缶詰も同様にサラダとの相性はバッチリ。好みに応じて塩などを足してもいいだろう。

加熱して

大根の煮物などに加えたりパスタソースに混ぜたりするのもアリ。魚の缶詰は基本的に調理済みなので、軽く加熱する程度で十分だ。

食品の原材料表示をしっかり見よう

いろいろな食品に含まれる植物性油脂

知らずに脂質をたくさん摂ってしまっている……そんな危険性があるのが加工食品です。見かけは油物ではないけれど、じつはたくさん脂質が入っている、という加工食品も珍しくありません。

加工食品には原材料表示があり、脂質が使われていればその名前が表記されます。原材料として割合の多いものから順に羅列されますので、先頭のほうに脂質が書かれているものはそれだけたくさん脂質を含んでいることになります。

よく見ておきたいのが「植物性油脂」です。商品によって「植物性油」や「植物油脂」など表記はまちまちですが、こうした油は原価が安く、食品を揚げたり固めたり嵩を増すのにとても使い勝手がいいため、安価な加工食品ではよく用いられます。逆に原価の高い良い油を使っている可能性は低いでしょう。普段よく食べている加工食品の原材料をよく見てみてください。意外に多くの商品に植物性油脂が含まれているでしょう？

ひとつひとつの油は少量でも、積み重ねるとかなりの量の脂質になります。しかも、**植物性油脂は何の植物由来でどんな成分なのかわかりません。オメガ6系や飽和脂肪酸の摂り過ぎになる可能性もありますから**、植物性油脂が原材料の先頭に書かれているような、油を多量に含む食品はなるべく避けたほうが無難です。

原材料表示のルール

加工食品には右記のような原材料表示がある。ここには原材料として**割合が多いものから**順に表記される。右記の例の場合、じゃがいもに次いで植物性油がたくさん使われており、かなり油を含んだ食品であることが見て取れる。

原材料名	じゃがいも、植物性油、塩、黒こしょう、砂糖、柚子こしょう（青唐辛子、柚子表皮）、その他

こんな食品にも「植物性油脂」が使われている！

チョコレート

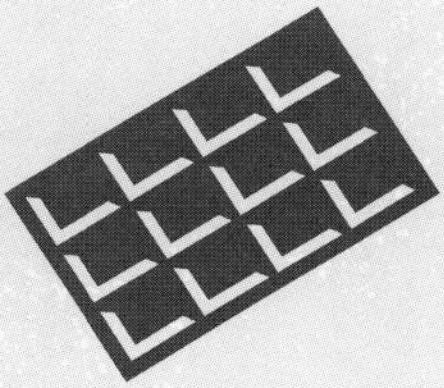

チョコレートは本来カカオが原料だが、安価な商品はカカオを減らして代わりに植物性油脂を使ったりしているケースが多い。風味が薄くなる分は砂糖や乳糖などを増量してカバー。つまり、油を固めて甘く味付けした食べ物なのだ。

普通のチョコレートの例

砂糖、カカオマス、全粉乳、ココアバター、レシチン、香料

安いチョコレートの例

植物性油脂、砂糖、乳糖、カカオマス、全粉乳、香料

生クリームとホイップクリーム

生クリームは純粋に牛乳が原料なのに対し、ホイップクリームは植物性油脂に乳脂肪を足して添加物でクリーム状にしたもの。ホイップクリームは安くて長持ちするが、生クリームとはまったく別物なのだ。

生クリームの例

※「生クリーム（乳製品）」などと書かれ、原材料表示はない

ホイップクリームの例

植物油脂、乳製品、乳化剤、安定剤、メタリン酸Na……

アイスクリームとラクトアイス

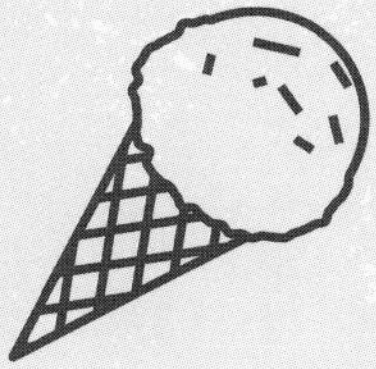

アイスクリームと名乗れるのは、乳脂肪に添加物をいっさい加えていないものだけ。植物性油脂を原料に添加物によってアイスっぽく固めたものはラクトアイスと呼ばれている。安価なアイスに多いので注意が必要だ。

アイスクリームの例

クリーム、脱脂濃縮乳、砂糖、卵黄、香料

ラクトアイスの例

砂糖、**植物性脂**、乳製品、果糖、香料、乳化剤……

油料理を食べると「胃もたれ」するのはなぜ？

胃もたれの原因は油だけじゃない

10代、20代の頃はいくら脂っこいものを食べても全然平気だったのに、30代を過ぎたあたりから食後のひどい胃もたれや胸焼けで悩まされるように……。これではせっかくの楽しい食事の思い出も台無しですよね。なかには油の摂取量に気をつけているにも関わらず、頻繁に胃もたれを起こしてしまう人もいるようです。この原因は何なのでしょうか？

胃もたれや胸焼けの原因はズバリ「消化不良」です。本来、食事で食べたものは胃で溶かされ、小腸に送られて消化、吸収されますが、これがうまく機能せず、食べ物が胃に留まり続けると胃もたれが起きるのです。では、これを避けるにはどうするか。まずは食べ過ぎ、飲み過ぎに注意することです。どんな食事でも満腹になるまで食べたら、胃腸の処理が追いつかなくなるのは当たり前。とくにビュッフェ形式の食事や酒の席ではついつい胃袋の限界まで食べてしまいがちなので、**いつもよりゆっくり食べることを意識して、「だいぶお腹が膨れてきたな」と感じたら、そこで箸を置くようにしましょう。**

この他、加齢や妊娠、ストレスなども消化機能低下の原因といわれています。食事の際に一緒にタンパク質を摂る、なるべく脂質量を減らすなど、胃腸が働きやすい環境を作ることでも胃もたれの予防、軽減が可能です。

「胃もたれ」が起きる主な原因

食べ過ぎや飲みすぎ、ストレスによる自律神経の乱れ、加齢による消化機能の低下、また妊娠などでも胃もたれを起こすことがある。

①食べ過ぎ

②飲み過ぎ

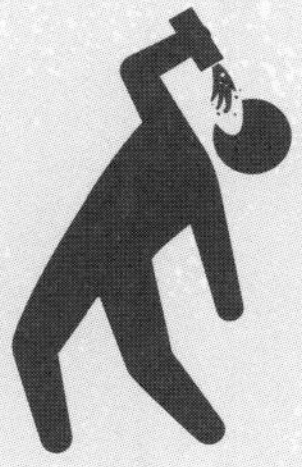

③ストレス

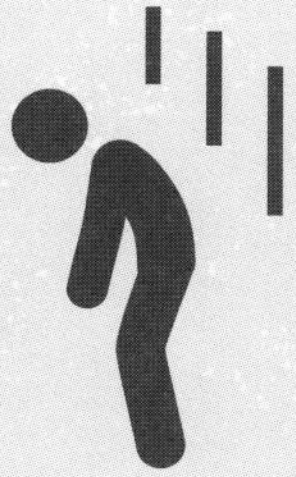

④加齢

⑤妊娠

胃もたれ発生のメカニズム

胃に入った食べ物は胃液と混ざり、胃のぜん動運動によってどろどろの状態になって小腸へと送られる。しかし、小腸の許容量を超えて消化が追いつかなくなったり、加齢やストレス、胃粘膜の荒れなどで胃のぜん動運動が弱くなると、食べ物が胃に留まるため、胃もたれを起こすことになる。

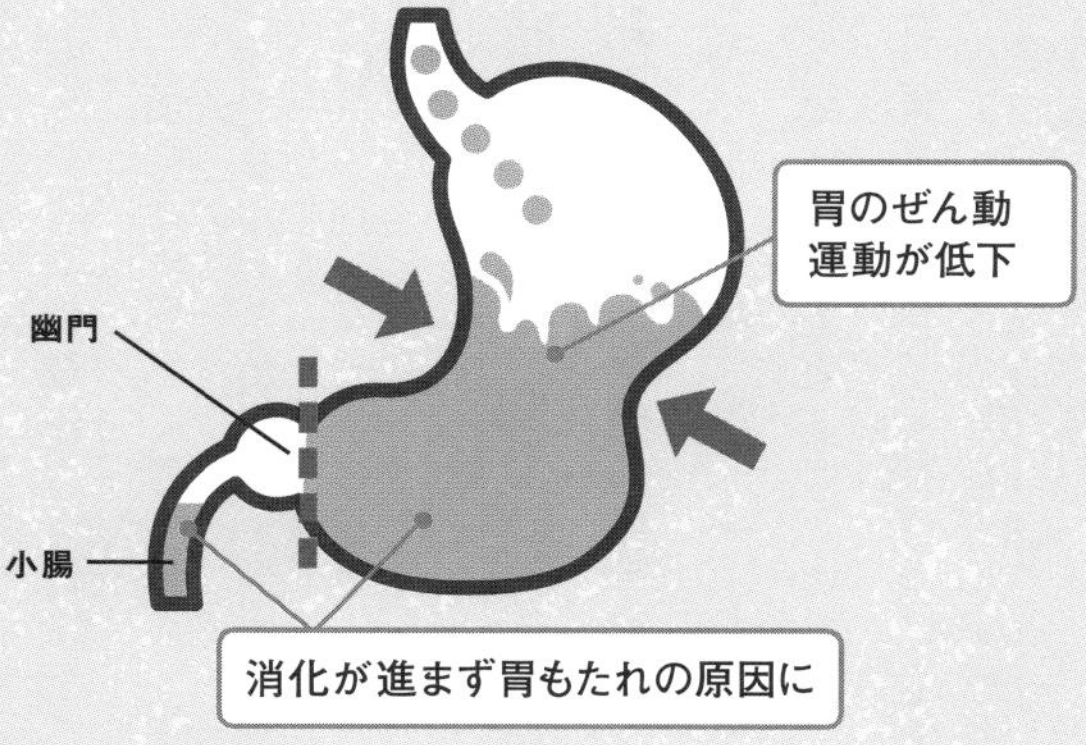

「脂肪分ゼロ」「カロリーひかえめ」などの強調表示にご用心

「脂肪分ゼロ」表示に隠されたウソ

ダイエットを頑張っている方や、健康のための油の摂取を控えている方々に人気の脂質を抑えた食品。パッケージに大きな文字で踊る「脂肪分ゼロ」「脂質50%カット」といった謳い文句は、普段あまり脂質の摂取量を意識していない人にとっても惹かれるものがありますよね。

脂肪分の他にもカロリーや糖質、コレステロールなどで同様の文言を用いた表示が多く見られますが、**これらはすべて消費者庁の定めた「強調表示の基準」によって、成分の含有量や使用できる文言が細かく決められているのです。**

たとえば脂質の場合、商品100グラム中、脂質が0・5グラム以下ならば「脂質ゼロ」「無脂肪」と表示することが可能。400グラム入りの大きなヨーグルト1パックでも、脂質はわずか2グラム以下。仮に全部食べてもまったく気にならないレベルですが、それでも「完全にゼロ」ではなく、「ほぼゼロ」だということは覚えておくべきでしょう。

また、**「50%カット」のような相対表示をしている商品は、比較対象の商品とその成分含有量を併記する決まりになっています。**まれに比較対象の商品が驚くほど高脂肪ということもあるので、しっかり実際の含有量を確認することが大切です。基準がわからないときは他社の商品と比べてみるといいでしょう。

食品の強調表示にはルールがある

食品パッケージに表示される「ゼロ」「オフ」「ライト」などの謳い文句には、消費者庁が定めた以下のようなルールがある。この基準をクリアしていれば、必ずしも含有量が「0」でなくても「ゼロ」と表示できてしまうのだ。

■強調表示の基準（一部抜粋）

栄養成分等	強調表示例		
	ゼロ・ノン・レス・無	ライト・オフ・低・少・ダイエット・ひかえめ	
		食品	飲料
脂質	0.5g	3g	1.5g
カロリー	5kcal	40kcal	20kcal
糖質	0.5g	5g	2.5g
飽和脂肪酸	0.1g	1.5g	0.75g
コレステロール	5mg	1.5g	0.75g

※それぞれ基準は、食品100g、飲料100mlあたりの含有量。
この基準以下の場合のみ、強調表示の文言の使用が可能となる（出典：消費者庁）

■一般的な「脂肪分ゼロ」ヨーグルトの場合

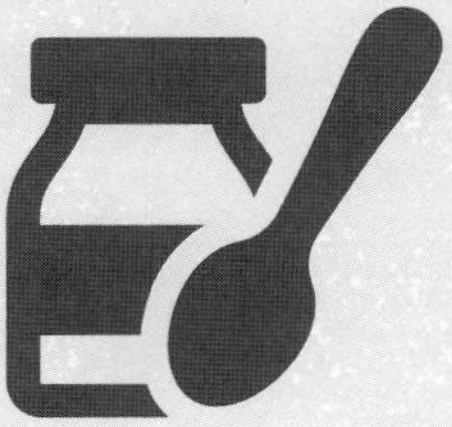

栄養成分表示（100gあたり）	
エネルギー	40kcal
たんぱく質	4.1g
脂質	0g
炭水化物	5.9g
食塩相当量	0.12g
カルシウム	121mg

表示は「0g」でも
実際には0.5g以下の
脂質が含まれている
可能性も！

「○%カット」を謳う商品こそ成分表示をチェック！

「脂肪分50%カット」「カロリーハーフ」など、他の商品と比較する「相対表示」をする場合、対象となる商品と成分の含有量も併記する必要がある。「50%」や「ハーフ」という文言に目を奪われがちだが、こうした商品こそ栄養成分表示を見て、実際の含有量を確認したほうがいい。

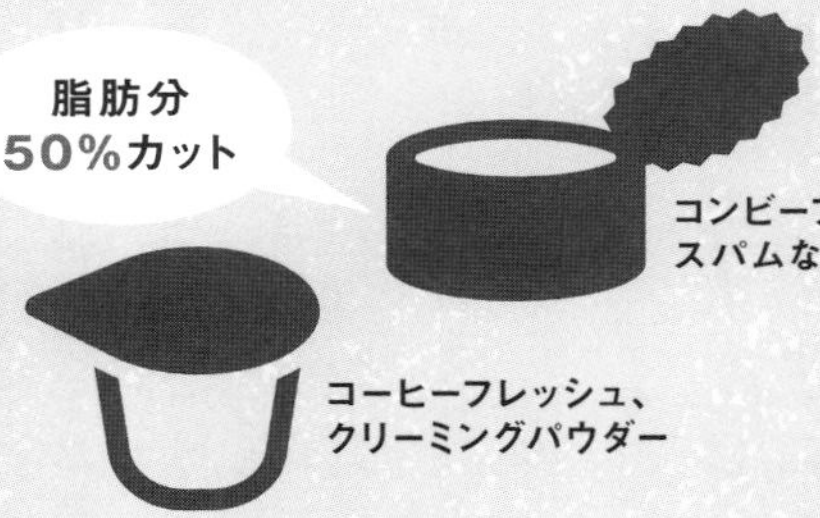

脂肪分
50%カット
コンビーフ、
スパムなどの缶詰
コーヒーフレッシュ、
クリーミングパウダー

第3章
毎日の食事で効果的に油を取り入れる極意

脂質摂取量が気になるなら「メタボ健診」を受けよう

お腹まわりが気になりだしたら

2008年からスタートした「特定健康検査」、いわゆる「メタボ健診」ですが、皆さんは受診したことがあるでしょうか？ そもそも**メタボリックシンドロームとは、日々の運動不足や肥満が原因で生活習慣病をいつ発症してもおかしくない状態を指します。**これといった自覚症状はありませんが、進行すると心筋梗塞や脳卒中などの恐ろしい病気を発症する可能性もあるため、決して軽く見ることはできません。

「メタボ健診」の導入当初は、その判定基準が男性なら腹囲（おへそ周り）85センチ以上、女性は90センチ以上と非常にシンプルだったため、「アテにならない」「医学的な根拠がない」と多くの批判が寄せられました。しかし現在はその基準が見直され、**腹囲などの身体測定の他、血圧や血糖値、血中脂質といった検査も行うことで、高い精度でメタボリックシンドロームとその予備軍の判定が可能となっています。**

「最近ズボンやスカートがきつくなった」「階段の上り下りが辛い」「頬や顎に肉が付いた気がする」これらは全部メタボリックシンドロームのサインです。ひとつでも覚えのある方は早めの受診をオススメします。検診に関する詳細は、加入している医療保険者（会社員とその被扶養者は勤め先、個人事業者は市区町村）に問い合わせてみましょう。

特定健康検査（メタボ健診）とは

メタボリックシンドロームの予防と改善を目的とした健康診断。40～74歳の被保険者とその家族であれば、誰でも受診できる。メタボリックシンドローム該当者、またはその予備軍と診断された人は保健指導などの支援も受けられる。

特定健診項目

・質問表（服薬歴、喫煙歴など）
・身体測定（身長、体重、BMI、腹囲）
・理学的検査（身体診察）
・血圧測定
・血液検査
　脂質検査（中性脂肪、HDLコレステロール、LDLコレステロール）
　血糖検査（空腹時血糖、またはHbA1c）
　肝機能検査（GOT、GPT、γ-GTP）
　検尿（尿糖、尿蛋白）

※上記の検査の他に、医師の判断で心電図検査、眼底検査、貧血検査が行われる場合がある

メタボリックシンドロームの判定基準

腹囲	男性85cm以上、女性90cm以上

＋

①血糖	血糖 110mg/dL以上、 またはHbA1c(NGSP) 6.0%以上
②血圧	最高血圧（収縮期）130mmHg以上、 または最低血圧（拡張期）85mmHg以上
③脂質	中性脂肪150mg/dL以上、 またはHDLコレステロール40mg/dL未満

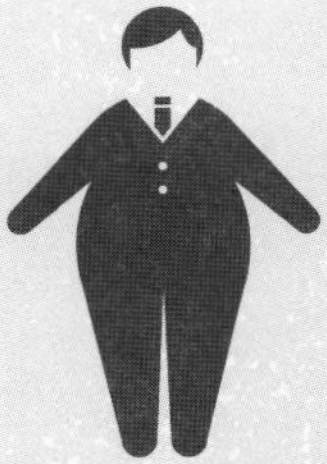

該当者、予備軍には特定保健指導も！

判定	条件
メタボリックシンドローム	①～③のうち、ふたつ以上が該当
メタボリックシンドローム予備軍	①～③のうち、ひとつが該当
非該当	①～③の該当なし、または腹囲が基準値以下

出典：日本予防医学会

「脂肪分ゼロ」食品で体脂肪率は下げられる？

「脂肪分ゼロ」食品が流行のワケ

体重や体脂肪率が気になる方にとって、今や手放すことのできないアイテムのひとつが「脂質オフ・ゼロ」食品たちです。食事のたびに肉の脂身を取り除いたり、揚げ物の衣を剥いだりといった面倒がなく、味も量もほとんど変わらず脂質の摂取量だけを抑えられる、まさに「奇跡の食品」といっても過言ではないでしょう。

実際、**余分な脂質の摂取量を少しでも減らしたいと考える人は多く、「脂質オフ・ゼロ」食品を推奨するメディアや医師も少なくありません。**

しかし、なかにはその効果を盲信し、「もっと脂質を減らそう」とエスカレートしてしまう人もいるようです。当たり前ですが、これでは健康的な生活は送れません。

一般的に人間の体はその約15%が脂質によって構成されています。また、約37兆個あるといわれる細胞のひとつひとつを仕切っている細胞膜も油（リン脂質）でできており、身体を維持する上で「油」は欠かせないものなのです。そんな油を忌避することは、自ら健康を手放し、寿命を縮めるような危険な行為なのです。脂質の摂取量が気になる方は、まずは食事の調理法・食材そのものの見直しや、適度な運動で代謝を高めることから始め、その補助として「脂質オフ・ゼロ」食品を活用するといいでしょう。結果を急いで無茶をするのは禁物です。

脂質は人体の大事な構成要素

最近は「脂質の摂取＝悪」と考えている人も少なくないが、じつは脂質は人間の体を形作る上で欠かせない要素のひとつである。摂り過ぎはもちろん害だが、「脂肪分ゼロ」食品の多用など、摂らなさすぎもまた体にとっては良くないのだ。

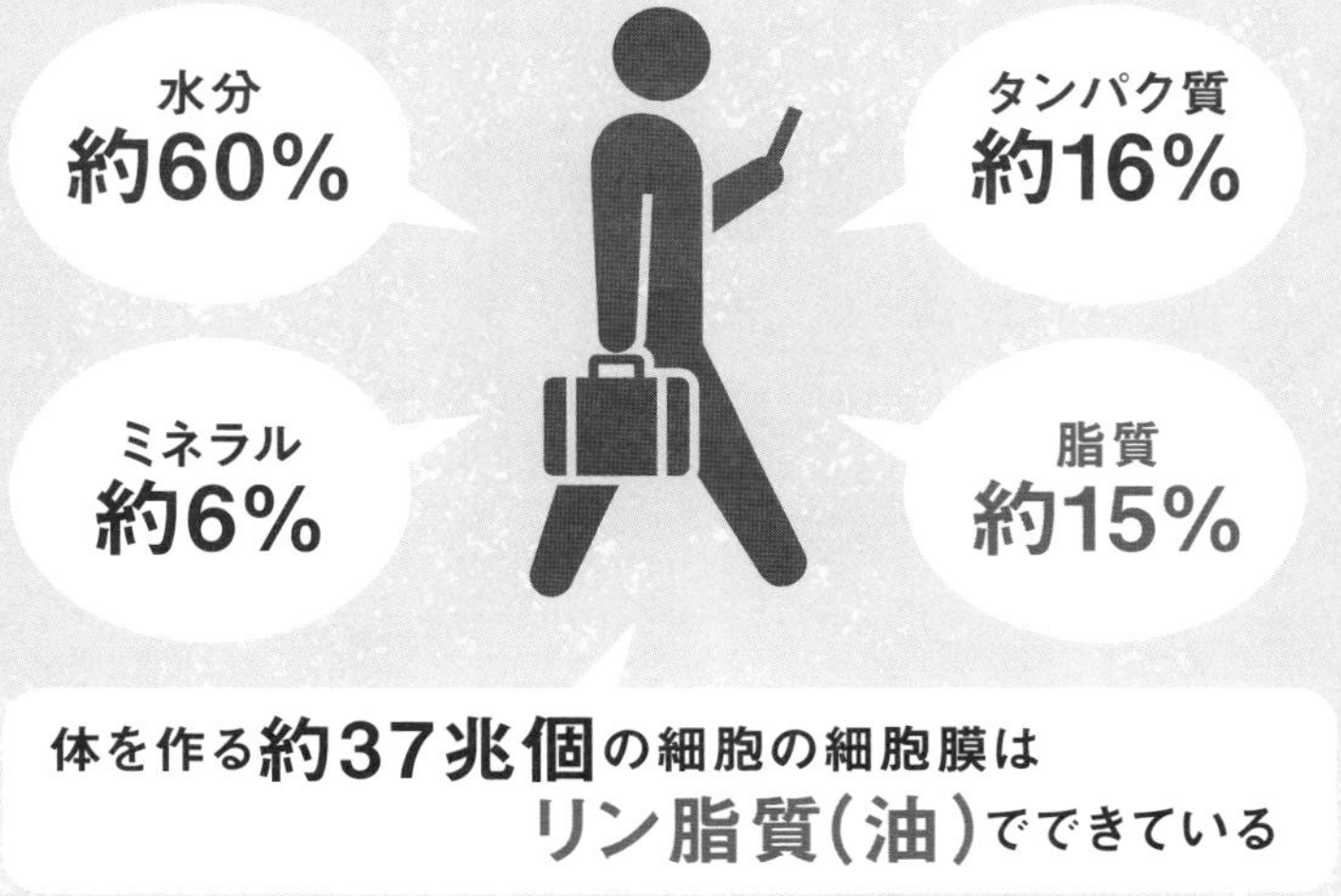

脂質は調理法とタイミングで摂取量を調整

「脂肪分ゼロ」食品に頼らなくても、日々の食習内容を見直すだけで脂質の摂取量は減らすことができる。また、一日のエネルギー摂取量と消費量のバランスが取れているかにも注目してみよう。

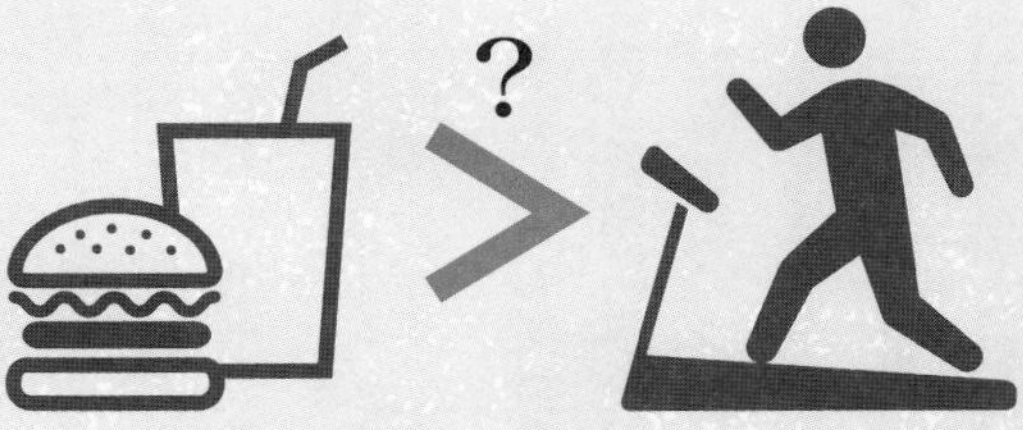

調理法でひと工夫

「揚げる」「炒める」より「蒸す」「煮る」
「焼きもの」は油を使わず「網焼き」に
豚肉、牛肉の余分な脂身、鶏肉の皮は取り除いて調理
油を使うなら「えごま油」「アマニ油」「オリーブオイル」がオススメ

「脂肪の吸収を緩やかに」のトクホは本当に効果があるのか？

消化されにくい食物繊維が働く

健康診断における中性脂肪の値が高く、医師から注意を受けた人も多いと聞きます。中性脂肪が増え過ぎると、のちに動脈硬化を引き起こす食後高脂血症や、糖尿病、膵炎、脂肪肝などにつながり、身体を確実に蝕んでいきます。こうした方に向けて、にわかに注目を集めているのが、「食後の中性脂肪の上昇を穏やかにする」ことを目的とした特定健康用食品です。

このような商品には、**とうもろこしなどの天然のデンプンから生まれた食物繊維である「難消化性デキストリン」が含まれ、服用することで食後の中性脂肪だけでなく、血糖値の上昇も抑えるといわれています。**

メカニズムとしては、消化されにくい食物繊維である難消化性デキストリンが、脂質や糖質を取り込み、分解酵素と反応する機会を減らすことで、血糖値や中性脂肪の上昇を緩やかにするという仕組みです。とくに血糖値の上昇の抑制は膵臓機能の保護につながるため、推奨できる商品といえるでしょう。

ただし、脂質に関しては話が異なります。脂質にはオメガ3系脂肪酸という摂取すべき油と、オメガ6系脂肪酸という摂取を控えるべき油があり、この難消化性デキストリンは脂質の種類を区別することなく、吸収を抑えてしまうため、脂質摂取という観点からは推奨できません。

消化されにくい食物繊維を用いたトクホの効果

■食後中性脂肪値の変化

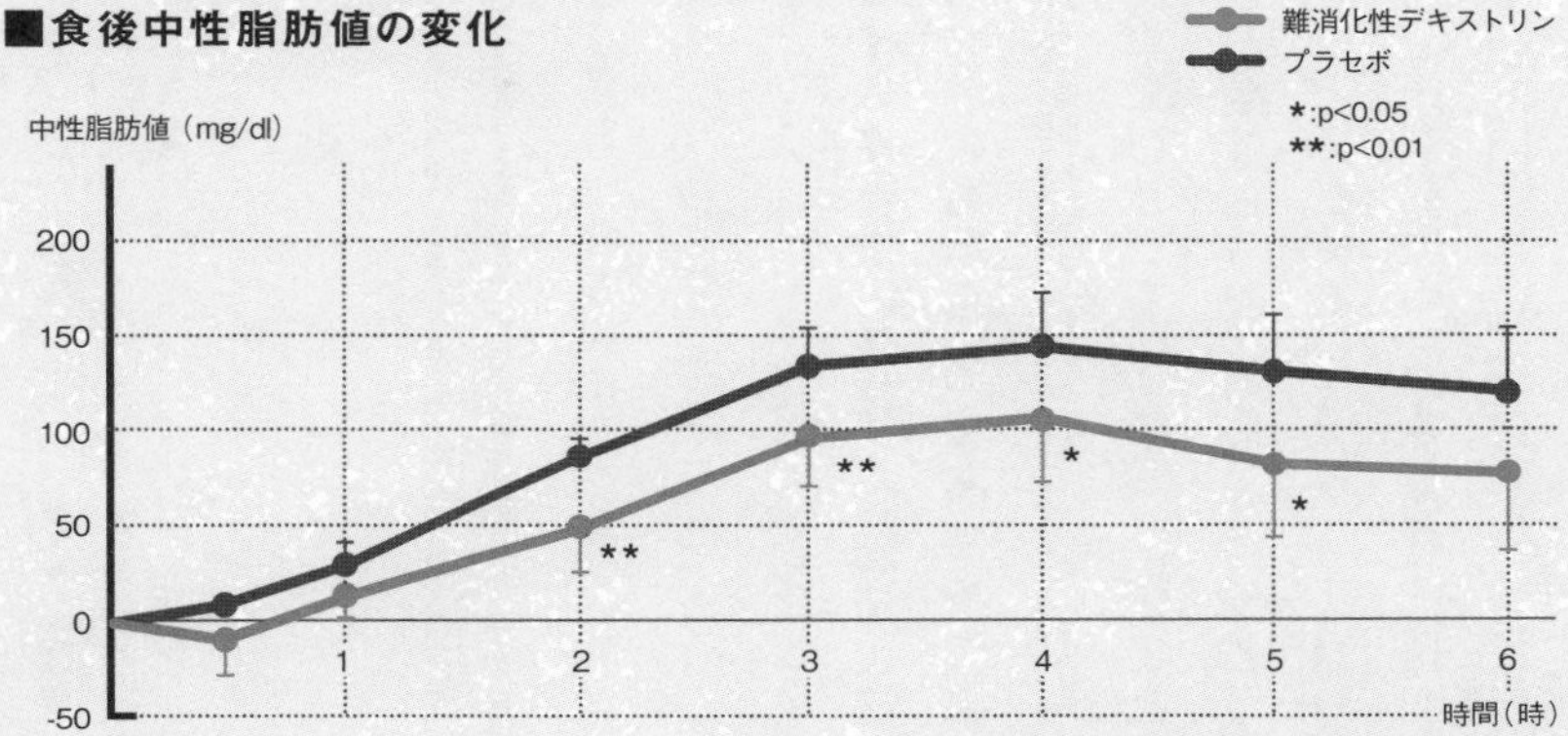

（出典　松谷化学工業株式会社HPより抜粋）

健常者（成人）13名を対象に、ハンバーガーとフライドポテト（高脂肪食）を、難消化性デキストリンを5g含む飲料とプラセボ飲料とともに摂取してもらい、食後の中性脂肪値を測定。難消化性デキストリンを5g含む飲料をともに摂取した場合の方が、明確に食後の中性脂肪値の上昇が緩やかになるという結果が出た。

気をつけたい「食後高脂血症」

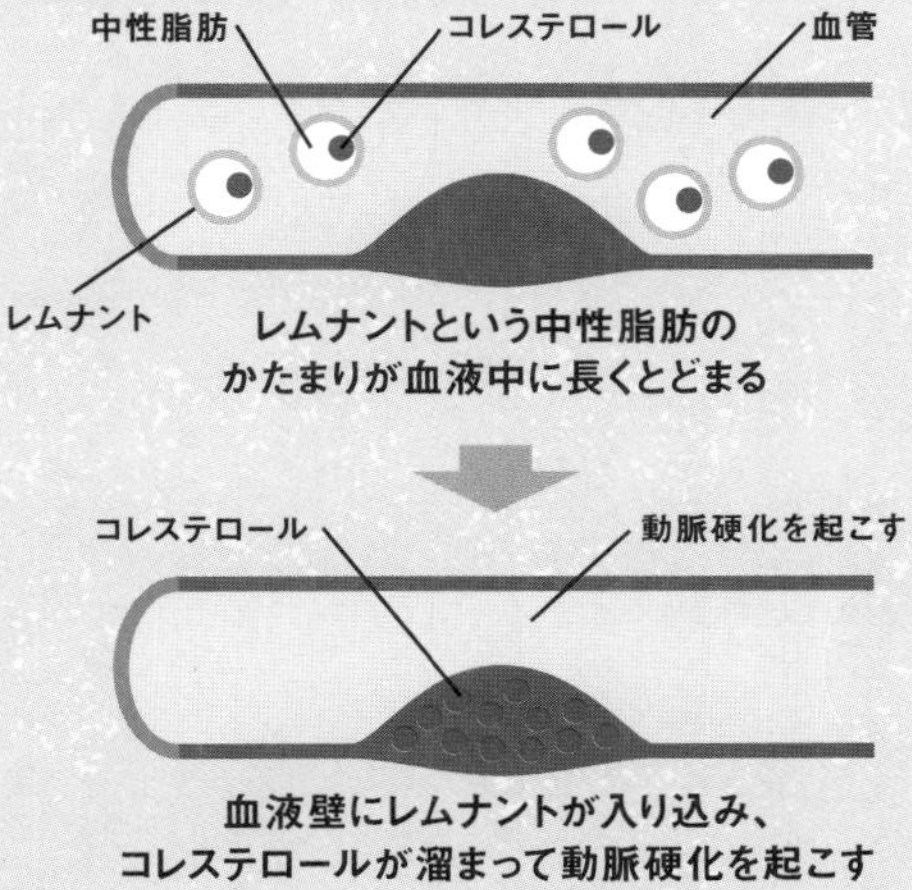

●食後高脂血症とは

食後の血液中の中性脂肪が異常に増えること。食後に取り込まれた中性脂肪はコレステロールを含むレムナントというかたまりになっていますが、これが時間とともに脂肪酸へと分解されエネルギーに変わる。食後高脂血症の場合はこの分解がうまく進まず、血管にコレステロールが溜まるようになり、動脈硬化を引き起こす。

身体に脂肪がつきにくい油

脂肪酸の種類によって使い分けを

「油は高カロリーだから、ダイエットのときはもちろん、日常の食事でもできるだけ避けたい」と考えている方は多いと思います。しかし、**チョイスする油の種類や調理法次第では、太りづらい油もあるため、その選択によって身体に与える影響はかなり変わってくるのです。**

まずカロリーでいえば、種類ごとに多少の差があります。オリーブオイルやサラダ油、えごま油などの植物油はすべて、100グラムあたり921キロカロリーであるのに対し、ラードや牛脂といった動物性油脂は940キロカロリー。同じ動物性油脂でも、魚油は902キロカロリーとやや低めです。さらにバター類は750キロカロリー前後のため、調理用の油を選択する際のひとつの指標になってくるでしょう。

また調理方法によって油を使い分けることも大切で、ドレッシングの場合はオメガ3系脂肪酸である、えごま油やアマニ油を選んでください。加熱調理には向かないものの、豊富に含まれるα－リノレン酸が代謝を促し、体脂肪が燃えやすくなります。揚げ油は食材が10～15％程度の油を吸収するため、その吸収率が低く抑えられているものを選びましょう。炒め物の油はサラダ油が多く使用されていますが、オメガ6系の過剰摂取を避けるためにオリーブオイル等のオメガ9系の油が熱にも強くベストです。

太りにくい油選びのポイント

①どんな調理が向いているか脂肪酸をチェック

α-リノレン酸が豊富に含まれるえごま油やアマニ油は積極的に摂りたいが、熱に弱いので調理方法に注意。

②加工されていない油がよい

添加物が多く加えられた油は、その油が本来持つ効能が失われている可能性が高いので要注意。

③できる限りフレッシュな油を

酸化が進行した油の中には、脂肪細胞の増加を促すものがあるため、開封後は早めに使い切りたい。

調理法別オススメ油

ドレッシング 	中性脂肪の値を下げ、さまざまな病気の予防に有効とされるα－リノレン酸を豊富に含む、えごま油やアマニ油、サチャインチオイルが最適。熱に弱い分、生食での調理が向いている。
揚げ物 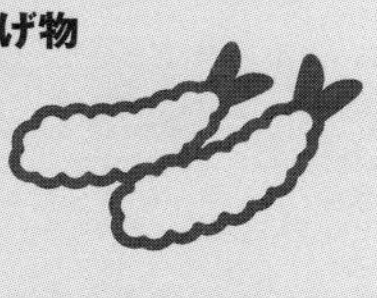	食材を油で揚げた際、約10～15％の油を食材や衣が吸うと言われているため、揚げ油のチョイスは重要。現在ではその吸収率を低く抑えられる油も販売されているため有効活用したい。
炒め物 	一般によく使用されるサラダ油は身体にあまりよくないオメガ6系の脂肪酸が多いため、パルミトレイン酸やオレイン酸を豊富に含むオメガ9系の油で調理したい。

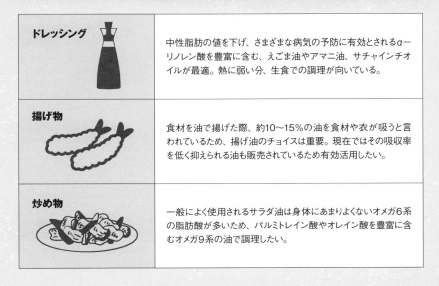

第3章のまとめ

脂質にはたくさんのよい効果があり、健康や美容のためには欠かせない栄養素ですが、大切なのはその中身です。えごま油や魚介類を中心とした食生活で身体によい油を日常的に摂取し、身体によくない油は遠ざけましょう。そのためには食品を購入する際に、成分表をしっかりチェックすることも大切です。

肉料理からの
油の摂りすぎに注意

70、72ページ

えごま油と魚の缶詰で
オメガ3系脂肪酸不足を解消

76、78ページ

食品は成分表をよくチェック！
「脂肪分ゼロ」などの表示に
だまされないように注意

80、84ページ

脂質をカットするといわれる
健康食品の利用は慎重に

86、88ページ

実際に太りづらい油もある！
無理な脂質制限はしなくてOK

90、92ページ

第4章

脂質ともっと上手に付き合う

第4章
脂質と
もっと上手に
付き合う

良質な油を毎日スプーン一杯で身体は激変する

オメガ3系油"1日4グラム"を目安に

良質な油とは、えごま油やアマニ油。サチャインチオイルなどに代表される、主にオメガ3系の脂肪酸で構成されるオイルを指します。**これらの油にはα-リノレン酸が豊富に含まれ、体内に取り込まれると、「血液がサラサラになる」EPA（エイコサペンタエン酸）や「頭がよくなる油」として知られるDHA（ドコサヘキサエン酸）に変わり、人間の身体にさまざまなプラスの効果を生んでくれるのです。**

アレルギーの緩和、がんの抑制、免疫力の向上、動脈硬化や心筋梗塞、脳卒中といった生活習慣病のリスクの低減、脳の活性化、認知症の改善、精神の安定などをもたらすため、まさに健康な身体作りには欠かせない油といえます。

こうした効果を得るために、**1日あたり小さじ1杯、約4グラムを目安に摂取するようにしましょう。**ただし摂取にあたっては、以下の2点に注意が必要です。これらの油は熱に弱く、長時間の加熱調理に向きません。そのため、卵かけご飯やトースト、みそ汁などの仕上げに加えるとよいでしょう。とくにえごま油は風味に癖がないため、料理の味を損ないません。またドレッシングとしても使えます。

さらに身体によいからといって摂り過ぎてもいけません。カロリー過多になりますし、脂肪酸全体のバランスも崩してしまいます。

良質な油の摂取で期待できる身体の変化

・アレルギー緩和
・がん抑制
・免疫向上

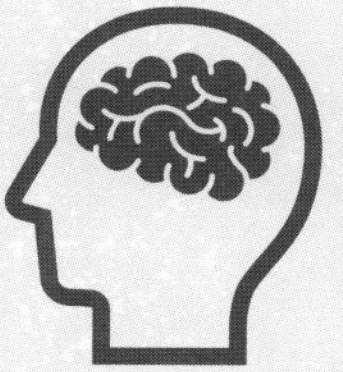

・脳の活性化
・認知症の改善
・精神の安定

たったスプーン1杯
オメガ3系油（えごま油）を上手に食事に取り入れよう

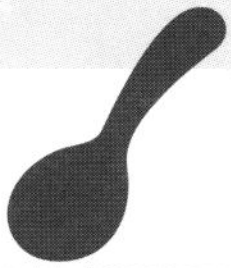

■卵かけご飯

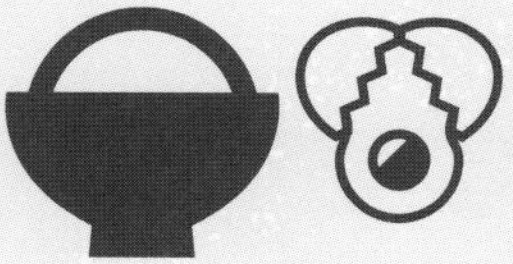

えごま油を加えると食感がなめらかになり、香りもアップ！

■おにぎり

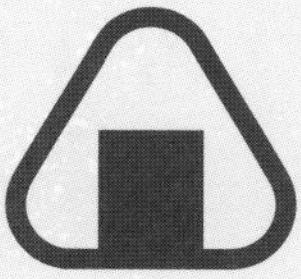

握る直前にご飯に混ぜることで過度な加熱を抑制し、栄養価も保たれる。

■トースト

バターの代わりに塗ってみよう。ジャムとの組み合わせも抜群。

■みそ汁

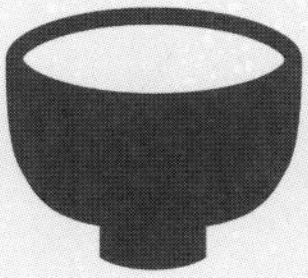

お椀によそってから加えることで過度な加熱を防止することができる。

■刺身

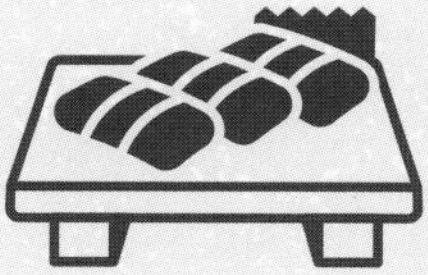

魚にはEPA、DHAが豊富に含まれているので、さらに栄養価がアップする。

■スムージー

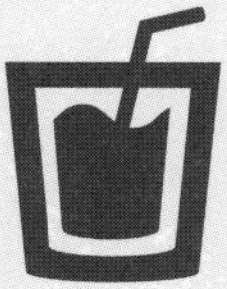

材料となる野菜や果物には油に溶けやすいビタミンが豊富に含まれる。

上記のメニュー以外にも、納豆や冷やっこ、サラダ、目玉焼き、大根おろし、パスタ、シチュー、スープ、煮魚、ヨーグルトなどにかけてもOK。味を損なうことなく良質な油の日常的な摂取が可能に。

良質な油でホルモンバランスを調節

女性の産後うつに効果を発揮

出産直後の女性は、ホルモンバランスの乱れや環境の変化によって心身の調子を崩しやすくなっています。なかでも、産後うつは近年非常に増えている症状のひとつで、重症化した場合には育児放棄や幼児虐待にまで至るケースもあるほどです。この産後うつにも、**オメガ3系脂肪酸を含む油は大きな効果を発揮してくれます。**

マウスを使った実験でも、それは証明されています。正常飼育されたマウスは、赤ちゃんがはぐれ出ていかないように鉢形の巣を作り、母乳を与えます。しかしオメガ3系脂肪酸が欠乏したマウスが作った巣は不完全なものが多く、さらに4割のマウスが自分の子を食殺したり、育児放棄するという結果が出ました。

またオメガ3系脂肪酸は、閉経の前後5～10年の間に表れる更年期障害の症状を軽減すると考えられています。更年期障害は急な発汗や身体の火照り、動悸、息切れ、不眠、うつ症状などを引き起こし、多くの女性を悩ませていますが、これらの症状を緩和してくれるのです。

左ページ下部の実験結果にもあるように、オメガ3系脂肪酸の主要成分であるα－リノレン酸を継続的に摂取した女性は、更年期の症状が改善するという傾向が見られました。えごま油などの定期的な摂取は、更年期の苦しみから解放してくれる可能性が高いといえるでしょう。

オメガ3系脂肪酸はこんなにも妊婦のうつに効く！

**うつ症状に悩む妊婦が1日3.4gの
オメガ3系脂肪酸を8週間摂取**

上記の妊婦は母子ともに悪影響を受けることなく、抑うつ症状が大きく改善された。一方、比較対象としてオメガ3系脂肪酸を一切含まない偽薬を摂取した妊婦のグループは、摂取を続けた妊婦に比べて抑うつ症状の改善があまり見られなかった。マウスを使った実験でもオメガ3が不足するマウスは育児放棄などの傾向が見られた。

（出典　J Clin Psychiaty,2008;69;644-51）

更年期症状にも効くオメガ3系脂肪酸

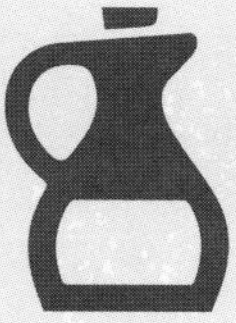

閉経期間中の女性140人を対象に、α-リノレン酸を3ヵ月間継続的に摂取する実験を行った。

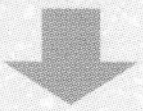

3ヵ月間α-リノレン酸を摂取した女性は更年期症状のスコアが…

9％減少

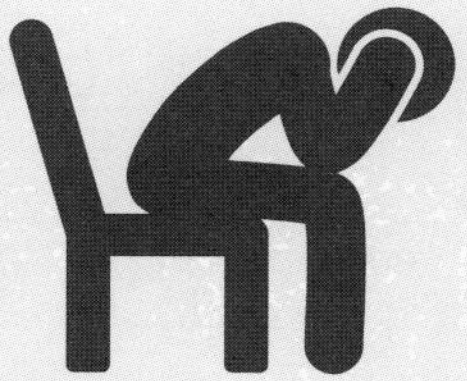

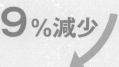

一方、比較対象としてα-リノレン酸を摂取しなかった女性は、更年期症状のスコアが約7％上昇という結果となった。

（出典　Holist Nurs Pract.2015;29;151-7）

身体づくりの第一歩は「オメガ3系」を摂ること

人間の体内で作ることができないオメガ3系脂肪酸

ここまで言及してきた通り、オメガ3系脂肪酸は生活習慣病やがん、うつ、認知症の予防・改善、さらにはアレルギー症状やドライアイの改善に効果を発揮するなど、健康的な生活を送るには欠かすことのできない油です。

その**オメガ3系脂肪酸は多価不飽和脂肪酸（必須脂肪酸）の一種で、一般的なサラダ油に多く含まれるオメガ6系脂肪酸と同じく、人間の体内で作ることができません。**そのため普段の食事から摂取するしかないのですが、日本人の平均的な摂取量は理想からは遠いものとなっているようです。

厚生労働省が行った平成29年の国民健康・栄養調査によると、オメガ3系脂肪酸の1日あたりの平均摂取量は2・18グラムで、これは理想的な摂取量の約87%といわれています。

オメガ6系脂肪酸はファストフードや加工食品に多く使用されていることもあり、十分な量を摂ることができていますが、一方のオメガ3系脂肪酸は青魚やマグロなどに含まれているため、欧米化が進んだ現代の日本の一般的な食事では、理想的な摂取量が実現しにくくなっているのです。

前述したように、オメガ3系脂肪酸は多くの健康効果をもたらすものであるため、普段の食事を見直すことから始めていきましょう。

オメガ3系の油が身体にもたらす効果

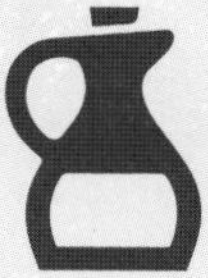

オメガ3系油を
積極的に摂取すると……

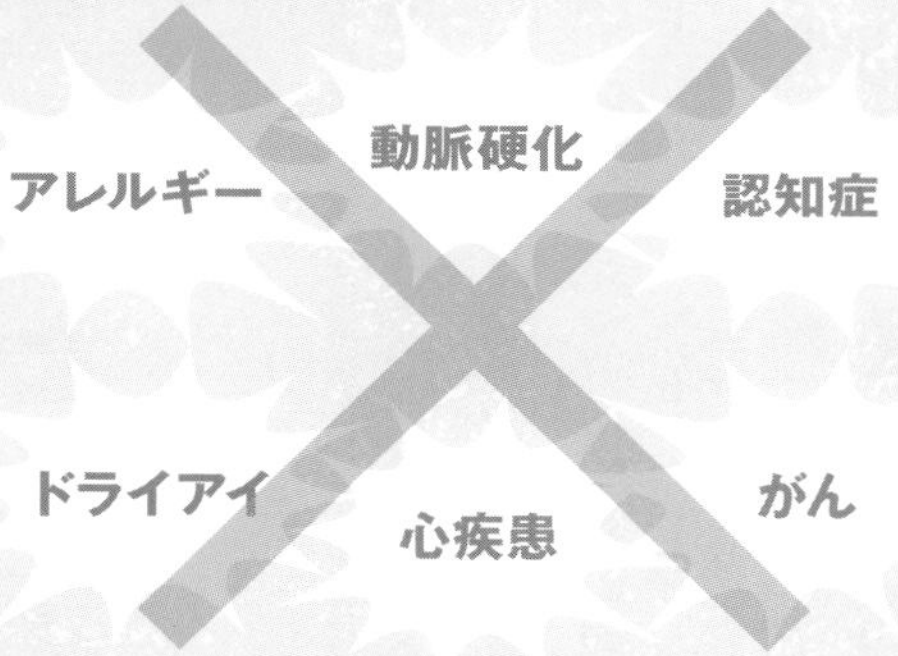
動脈硬化
アレルギー
認知症
ドライアイ
がん
心疾患

健康で
幸福的な
日々を
送ることが
できる!

日本人はオメガ3系油が足りていない!

■日本人の油の平均摂取量

オメガ3脂肪酸	2.18g
オメガ6脂肪酸	10.03g
オメガ9脂肪酸	20.34g
飽和脂肪酸	16.22g

（出典　平成29年国民健康・栄養調査結果）

日本人の油の種類ごとの平均摂取量はこの表の通りだが、実際に質という意味ではあまりバランスが取れていない。身体によいとされるオメガ3系脂肪酸の摂取が少なく、逆にあまり身体によくない飽和脂肪酸の摂取量が過剰になっている。食生活を見直したい。

■オメガ3系脂肪酸とオメガ6系脂肪酸の摂取比率の理想と現実

	オメガ6系脂肪酸		オメガ3系脂肪酸
理想の比率	2〜4	:	1

※オメガ6系とオメガ3系の摂取量の理想的な比率は上記の通り2～4：1だが、現実には20：1という比率になってしまっている人もいるため、脂肪酸の摂取比率は十分に注意したい。

第4章
脂質と
もっと上手に
付き合う

魚を週3回以上食べると最強に健康になる

うつなどの気分障害を抑制

日本人の食事の西洋化が進み、魚を以前ほど食べなくなったことから、オメガ3系脂肪酸の摂取量が減少傾向にあることは前項で記した通りです。厚生労働省の国民健康・栄養調査によれば、2000年の国民1人あたりの1日の魚介類の摂取量は約90グラムでしたが、2012年には約70グラムにまで減少しています。

魚に豊富に含まれるEPA・DHAのオメガ3系脂肪酸は、健康な生活を送るには欠かせない栄養素です。特にDHAは脳を活性化させ、ストレスを緩和する働きも持っています。オメガ3系脂肪酸の不足・欠乏は脳の認知機能の低下を引き起こし、すぐにパニックを起こしたり、ストレスを受けた際に激しく落ち込むなど、不安定な状態になりやすくなるため、DHAの日常的な摂取は欠かすことができないのです。

また**EPAには、血流を促し、血栓や動脈硬化の予防、中性脂肪を低下させる働きがあることがわかっています。**魚を食べてEPA・DHAというオメガ3系脂肪酸を摂取することは、心身の調子を整えるうえで必須といえます。

左ページの表が示すように、日本では、EPA・DHAが豊富に含まれる魚が季節ごとに獲れます。まずは週3回を目標に「魚食」を心がけましょう。それが難しい場合はえごま油などを1日小さじ1杯摂ることで補ってください。

EPA・DHAが豊富な魚とその旬

魚	100g中のEPA／DHA(mg)	旬の時期
あじ(開き)	560／1300	3〜7月
あんこう(肝)	2300／3600	12〜2月
いわし(焼き)	1200／1500	6〜10月
うなぎ(蒲焼き)	750／1300	7月
かじきまぐろ(生)	110／530	6〜8月
かつお(生・秋)	400／970	5月・9月
かれい(生)	100／72	6月
クロマグロ(トロ)	1400／3200	6〜7月
さけ(生)	210／400	9〜10月
さば(焼き)	660／1000	3月・9〜12月
さわら(生)	380／940	3〜5月
さんま(生)	890／1700	9月
ししゃも(生干し)	740／650	11〜12月
すじこ	2100／2400	10月・12月
たい(生)	600／890	4〜5月
たら(生)	24／42	12〜2月
たらこ	510／600	12月
にしん(生)	880／770	3〜4月
はまち(生)	980／1700	3月・12月
ひらめ(生)	120／290	6月・10〜12月
ぶり(焼き)	1000／1900	3月・12〜1月

第4章

脂質と
もっと上手に
付き合う

オメガ3系も実は加熱可能!?

5分程度の加熱なら問題なし

油の品質が落ちてしまうことを指す「酸化」。酸素と反応して起こる変化で、空気だけでなく、光や熱によっても促進され、変色や嫌な臭いの発生などが起こります。**この酸化の進み具合に関しては、脂肪酸の種類によって異なり、オリーブオイルなどに含まれるオメガ9系脂肪酸は融点が高いため、もっとも酸化しにくい油といわれています。**

次に酸化しにくいのがサラダ油に代表されるオメガ6系脂肪酸で、健康効果の高いオメガ3系脂肪酸は熱に弱く、極めて酸化しやすい油といえます。その理由としては、オメガ3系脂肪酸は分子構造的に折れ曲がっている部分が多く、他の油と比べて「壊れやすい」ために酸化のスピードが速まるのです。

とはいえ、加熱調理に向いていないわけではありません。左ページ上部の実験結果にもあるように、高温調理であっても5分程度の加熱であれば、**オメガ6系脂肪酸を15分加熱したときと比べて同程度の劣化具合に収まるからです。**

しかしオメガ3系脂肪酸の油は高価なため、調理よりも仕上げにかける方が無駄なく使えるでしょう。また油を加熱調理に用いる際には、オメガ3系と競合するオメガ6系の油は避け、熱に強いオメガ9系や、バターなどの飽和脂肪酸を使うことをオススメします。

オメガ3系油の劣化度はどのくらい？

オメガ6系油とオメガ3系油の加熱実験

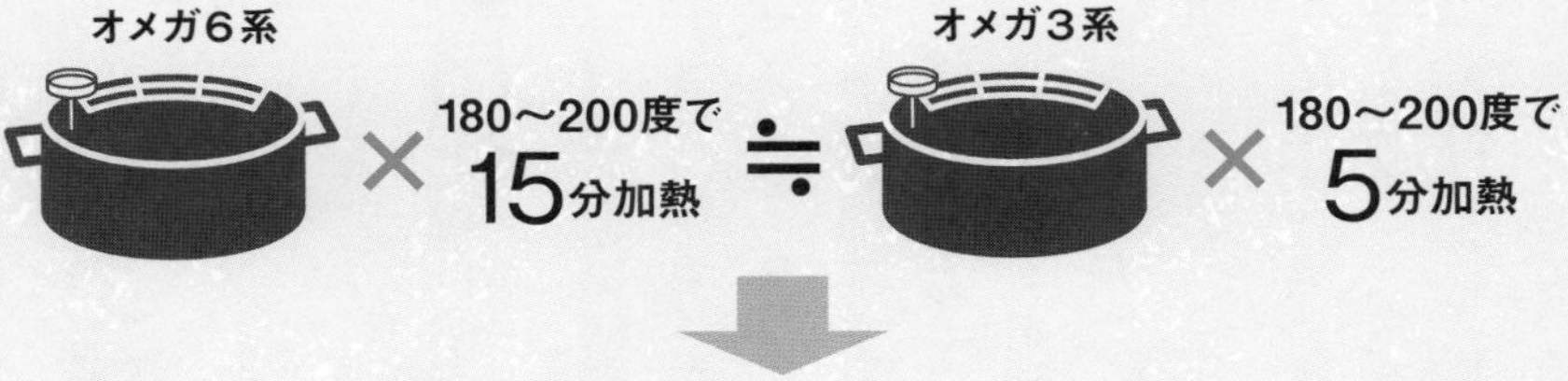
オメガ6系
180〜200度で
15分加熱
≒
オメガ3系
180〜200度で
5分加熱

オメガ6系油を180〜200度で15分加熱した状態と、
オメガ3系油を180〜200度で5分加熱した状態で、同程度の劣化が見られた。
劣化と言っても体内に取り入れるのに何の問題もない。

温かい料理に直接かけてもOK！

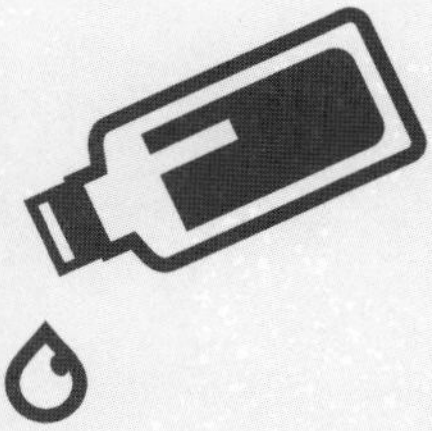

オメガ3系油を劣化させないための工夫

えごま油などのオメガ3系脂肪酸を含む油は基本的には、加熱調理には向いていないが、工夫次第でもともと持つポテンシャルを損なうことなく摂取できる。たとえば、シチュー、スープ、煮魚などの温かい料理に、仕上げに上からかける程度であれば火が入ることもなく、α−リノレン酸も壊されることもない。

シチュー　スープ　煮魚

油の種類で賞味期限は違う？

基本的には他の油と変わらない

前項で**オメガ3系脂肪酸の油は劣化しやすいと記しましたが、それはあくまで加熱調理、つまり熱を加えた際の酸化に限られます。仮に開封前の油であれば、オメガ9系でもオメガ3系でも大きくは変わりません。**

各メーカーによって多少の違いはありますが、缶によって光を完全に遮断された油であれば約2年は持ちますし、瓶やペットボトルに入った油でいえば1年から1年半は保存が効くといわれています。その理由としては、各製品に抗酸化作用のあるビタミンが含まれていたり、加えられたりしているためです。開封前の製品内の空気による酸化は、こうしたビタミン類が守ってくれています。

開封後も正しい保存方法を守っていれば、脂肪酸の種別による劣化の差異に大きな違いはないといって差し支えないでしょう。開封後は温度と光による劣化を避けるために、冷暗所で保存するようにしてください。ただし、**オメガ3系脂肪酸を含むものは他の油よりも熱に弱いため、冷蔵庫での保存が最適です。さらに開封後は1ヵ月から1ヵ月半が賞味期限となる**ので、容器に開封日を記入するなど細心の注意を払いましょう。なお、これだけ〝足が早い〟のはオメガ3系の油の構造に二重結合が多い証拠で、柔らかい油であることの証明といえます。

オメガ3系油の理想的な保存方法

開封前であればそれほど気にすることはないが、オメガ３系の油は傷みやすいため、開封後は冷蔵庫に保存するのが理想。キッチンの冷暗所でも大きな問題はないが、太陽光が当たる場所はＮＧ。

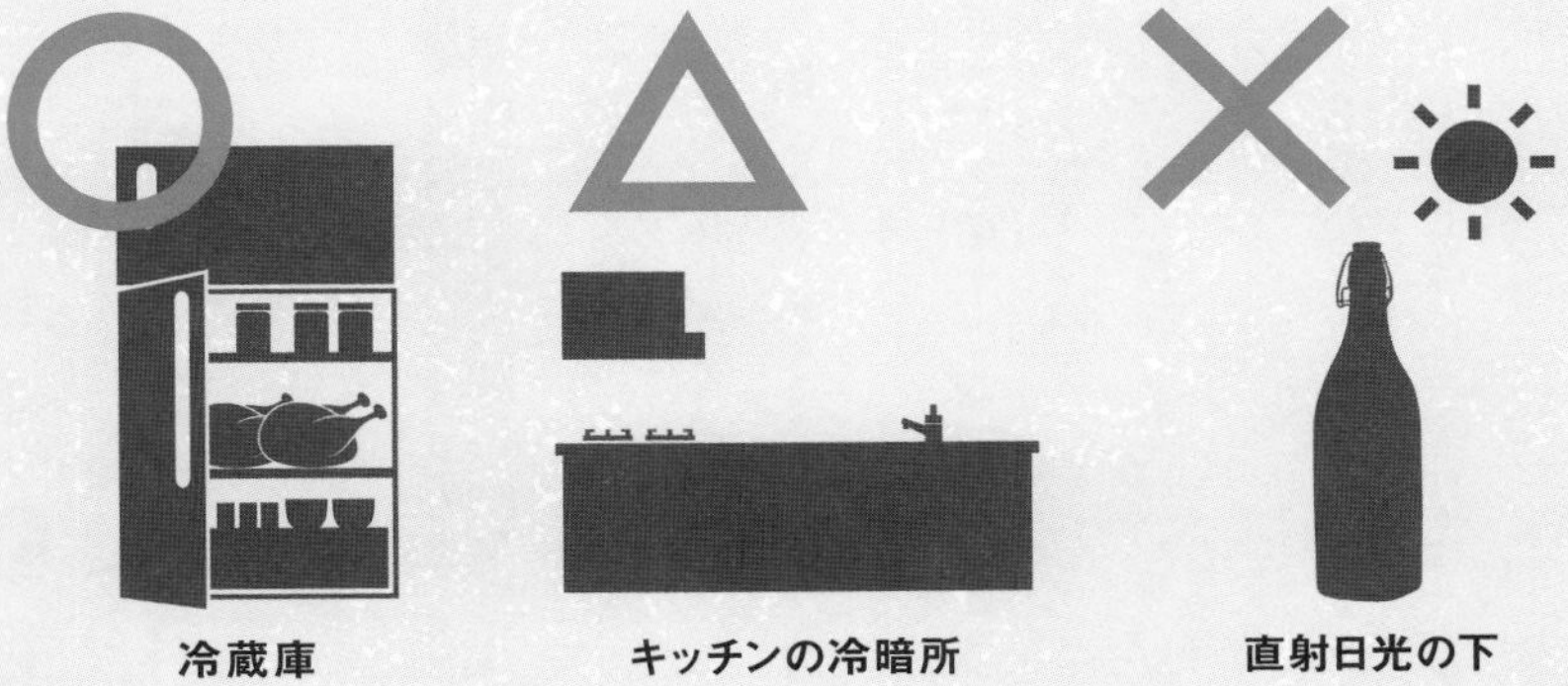

こんな油はデメリットしかない！

	主なデメリット	内容
①酸化	・細胞を傷つけ、老化を促進させる	光や空気に長時間触れたり、高温で加熱されることで起こる現象。人間の体内に入れば、同時に身体も酸化していってしまう。調理から長時間が経過した油や、何度も使用した油は取り換えるようにしよう。
②トランス脂肪酸	・心臓病のリスクを高める	マーガリンやファストブレッドなどに含まれる、健康面から考えれば非常によくない油。心臓病のリスク以外にも不妊症などを引き起こすといわれ、多くの国で使用が規制されている。
③リノール酸	・脳梗塞、心筋梗塞、がん、アレルギー	必須脂肪酸であるため、適量の摂取であれば有益だが、長期間、過剰に摂取すると左記のような疾病のリスクが高くなる。揚げ物、菓子パン、ファストフードなどの日常的に口にするものに含まれているので注意。

第4章
脂質と
もっと上手に
付き合う

「オメガ9系」はオメガ6系の代用に最適

オリーブオイルなどをうまく使おう

一般的に家庭で多く使用されているサラダ油は、オメガ6系脂肪酸に分類されます。このオメガ6系脂肪酸の主な成分である**リノール酸は、スキンケアに必須であり、子どもの身体の成長にも欠かすことのできない栄養素ですが、過剰摂取は、アトピーや喘息、アレルギー性疾患、さらには生活習慣病や心臓疾患、がんなどの原因となります。**

さらにオメガ6系脂肪酸は、大豆や小麦、米といった日常的に口にする食材にも含まれているので、普段の食生活でも十分に摂取できています。そのため調理にもオメガ6系を使用すると、過剰摂取の原因となりますから、意識して避けるようにしたいものです。

その際に**代用品となるのが、オリーブオイルやこめ油、菜種油などに代表されるオメガ9系脂肪酸を豊富に含んだ油です。これらの油は加熱調理でも酸化しにくいうえに、主な成分であるオレイン酸やパルミトレイン酸は保湿効果もある**ため、オメガ6系脂肪酸の油の代わりに使いましょう。またバターやラードといった動物性脂肪も、酸化に強い飽和脂肪酸を多く含んでいるため、代用品として効果的です。ただし飽和脂肪酸は過剰に摂取した場合、体脂肪に変化して肥満の原因となるため、摂り過ぎには十分注意してください。

オメガ9系の油一覧

名前	原料	主な脂肪酸	相性のよい食材	味・特徴
オリーブオイル	オリーブの果実	オレイン酸 75% パルミチン酸 11.5% リノレン酸 9.5%	魚介類、野菜類、肉類、パスタ、パン	味も風味も豊か。さまざまな料理に合い、そのまま食材にかけても美味。
こめ油	米ぬか	オレイン酸 43% リノール酸 35% パルミチン酸 16.2%	魚介類、肉類、野菜類、豆類	無味無臭でクセのない味と香り。揚げ物はカラっと揚がりやすい。ドレッシングにも使える。
菜種油	キザキノナタネ ななしきぶ	オレイン酸 64% リノール酸 19% リノレン酸 9%	魚介類、野菜類、肉類、豆類	際立つ香りのよさが特徴。クセがないためさまざまな料理に合わせることができるが、炒め物に特によく合う。
紅花油	ベニバナの種子	オレイン酸 79% リノール酸 12%	魚介類、野菜類、肉類、豆類	油特有の臭みがなく、軽やかで口当たりがよい。そのためカルパッチョやサラダのドレッシングに使える。
アボカドオイル	アボカドの果肉	オレイン酸 66% パルミチン酸 16% リノール酸 12%	魚介類、野菜類、穀物類、豆類	深みとコクのある味わいが特徴。料理はもちろん、アイスクリームやヨーグルトにかけても美味。
アルガンオイル	アルガンツリーの仁核	オレイン酸 47.3% リノール酸 33.2% パルミチン酸 13%	魚介類、野菜類、穀物類	ノンローストタイプとローストタイプの2種類があり、前者は軽い口当たりで、後者は香ばしい風味と甘みが特徴。
ピスタチオオイル	ピスタチオの殻	オレイン酸 50% リノール酸 30% 飽和脂肪酸 10%	野菜類、製菓類、粉製品	ピスタチオ特有のコクや濃厚さが特徴。じゃがいもやパンなどにつけると美味。お菓子の材料にもできる。
ヘーゼルナッツオイル	ヘーゼルナッツ	オレイン酸 41.9% パルミトレイン酸 24% リノール酸 8.9%	野菜類、魚介類、製菓類	甘く芳醇な香りと味わいが楽しめるオイル。洋風の煮込み料理や、アイスクリームにかけても美味。
マカデミアナッツオイル	マカデミアの仁	オレイン酸 58.7% パルミトレイン酸 28.7% パルミチン酸 8.4%	魚介類、肉類、野菜類、製菓類	意外と淡泊な味わい。甘みの強い香りと上品なコクがあるため、デザートにかけるのもアリ。もちろん加熱調理にも使える。

飽和脂肪酸油一覧

名前	原料	相性のよい食材	味・特徴
ココナッツオイル	ココヤシの種子	製菓類	好みは分かれるが、甘さと濃厚さが際立つオイル。コーヒーやスムージーによく合う。酸化しにくいのも特徴。
ラード	豚の背脂	肉類、野菜類	一部には牛脂やパームオイルをブレンドしたものも。炒め物や揚げ物に使用するとより一層コクが増す。
バター	牛乳の脂肪分	肉類、魚介類、製菓類	よく知られるようにパンやケーキの主な材料のひとつ。メニューや食品に豊かな香りやまろやかさを加えてくれる。

第4章

脂質と
もっと上手に
付き合う

コンビニに頼りすぎると身体に良い油は不足する

コンビニ食品にはオメガ6系油が多量に含まれる

若者や単身者の食生活の強い味方となっているコンビニですが、こうして手軽に手に入り、口にできる食品には身体によくない油が多く含まれています。コンビニ食品の原材料表示には「植物油」「植物油脂」と記載されているものが多くありますが、その大半が過剰摂取によって心身の不調のもたらすオメガ6系脂肪酸の油なのです。つまり、**食生活をコンビニ食品に頼るということは、身体に悪い油の過剰摂取と、身体によい効果を与えるオメガ3系脂肪酸の不足を意味します。**

左ページ上部のマウス実験の結果からもあきらかなように、オメガ3系脂肪酸の不足は脳機能の低下につながり、不安やストレスによって脳がダメージを受けやすくなってしまうのです。コンビニ食品を普段からよく口にする人は、一刻も早く食生活の見直しを図りましょう。

それでも事情により、コンビニで売られている食品で食事を済ませなければならない場合は、以下の4点に注意してみてください。

①植物性油脂をあまり使っていない惣菜を選ぶ②揚げ物は避ける③生野菜系を選ぶ④魚料理を選ぶ。最近のコンビニは多種多様な食品やメニューが並んでいるため、工夫次第で身体に悪い油を避け、身体によい油を摂取することもそれほど難しくはないでしょう。

オメガ3系脂肪酸の抗不安効果

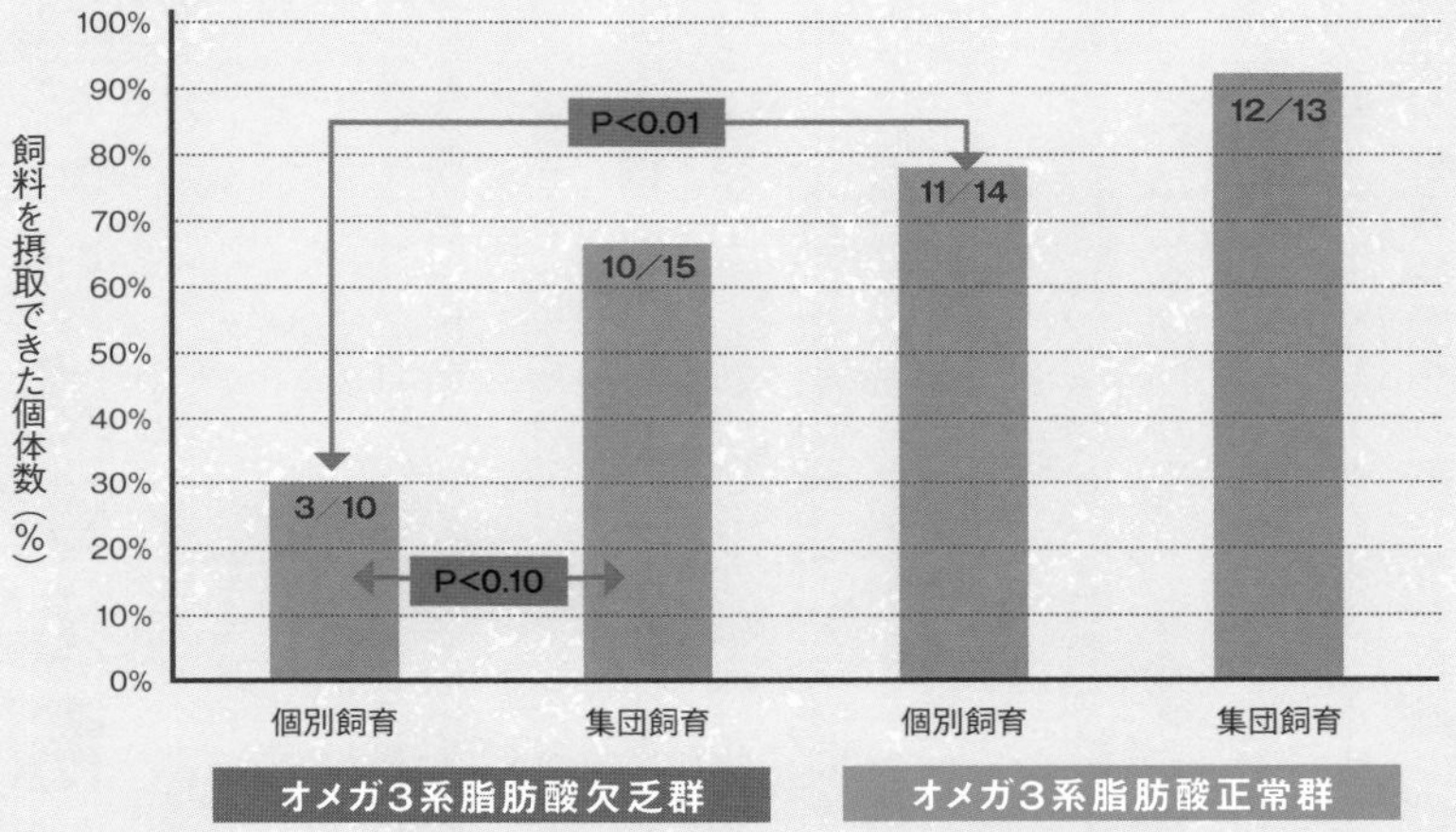

（出典　Harauma A, Lipid, 46: 409-416 (2011)）

【P<0.＊＊】は統計学的な有意水準を表す。国際的に【P<0.05】以下の数字は「有意差がある」ということで、ほぼ間違いない。【P<0.10】は10回に1回未満につき「傾向がある」と考えられる。

オメガ3系脂肪酸の抗うつ・抗不安作用を検討したマウス実験。正常マウスとオメガ3系脂肪酸欠乏マウスを個別飼育、集団飼育に分ける。個別飼育は3週間継続して、緩やかなストレスを与える。実験前日にそれぞれの個体をひと晩絶食させ、翌日、中央にエサを置いたケージの隅に置く。この状態で10分間、行動観察すると、正常マウスの集団飼育は13匹中12匹、個別飼育は14匹中11匹がエサを摂取した。しかし、個別飼育のオメガ3系欠乏マウスは状況に慣れることができず、エサをあまり摂取できなかった。

コンビニ食品の目に見えない脂質量

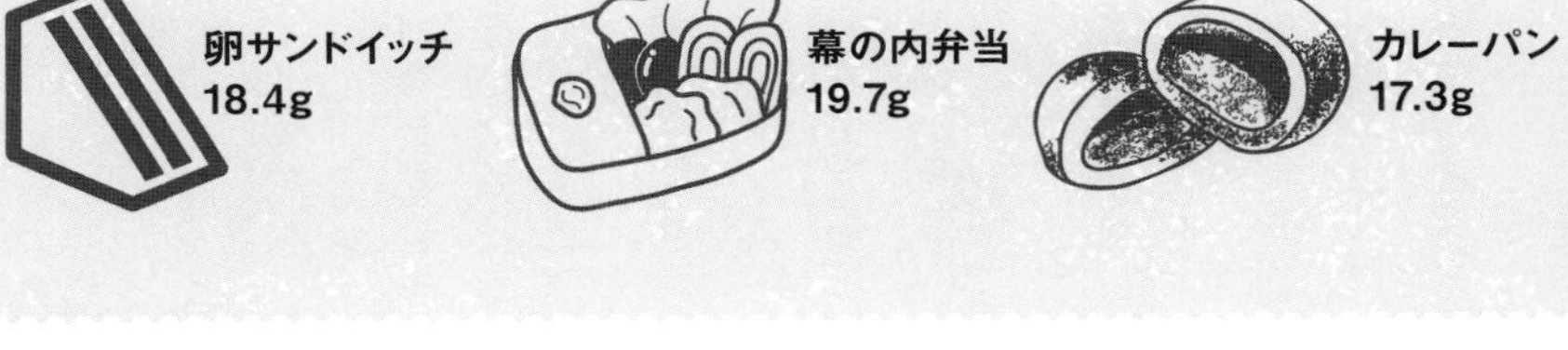
卵サンドイッチ
18.4g
幕の内弁当
19.7g
カレーパン
17.3g

第4章
脂質と
もっと上手に
付き合う

油を選ぶ際はココをチェック！

良質な油の選び方

スーパーマーケットやコンビニなどで食用油を購入する際の大きなポイントは、その油がどのような方法で作られているかにあります。

簡単にいえば、自然由来の方法で作られたものは、添加物も少なく栄養も損なわれていません。とくにラベルに「コールドプレス」と記載されたものはオススメです。**このコールドプレスという製法は手間がかかり、油分も原材料の6～7割ほどしか抽出できないものの、30度以上の熱が加えられないため、その油が本来持つ香りや味、栄養を損なわないまま容器に詰められています。**製造工程が煩雑で大量生産できないがゆえに値段が高く、あまり日持ちもしませんが、それに見合うだけの価値がある油だといえるでしょう。

対して、安価で手に取りやすい一般的なサラダ油は化学的に精製処理がされたオイルで、大量生産するためにその製造過程において化学溶剤等が用いられ、決して健康的な油とはいえないのです。

そして何度も記してきているように、一般的なサラダ油に多く含まれるオメガ6系脂肪酸は健康に害をおよぼす危険性が高いものです。**多少割高になったとしても、身体によいオメガ3系や9系の脂肪酸が含まれた、自然由来の油をチョイスするようにしましょう。**

上手に使い分けよう！ 油一覧

●オメガ3系

EPAやDHAなどが含まれ、健康を考えるなら、オメガ３系の油一択。ただし、保存が難しく、加熱にも弱いため、使用用途が限られるほか、やや割高な点がデメリット。

えごま油	アマニ油	サチャインチオイル

●飽和脂肪酸

冷えると固まる性質を持ち、酸化に強い油で、シャンプーや石鹸の原材料ともなる。ただし摂り過ぎは動脈硬化を引き起こす。

バター	ラード	ココナッツオイル

●オメガ9系

パルミトレイン酸の効果で皮膚の老化を防ぐ。オメガ６系の代用油として使いたい。ただし摂り過ぎは肥満の原因となるため要注意。

オリーブオイル	菜種油	レッドパームオイル	こめ油
アボカドオイル	アルガンオイル	紅花油	ヘーゼルナッツオイル
マカデミアナッツオイル	ひまわり油	山茶油	ピスタチオオイル

●オメガ6系

健康によくなく、できれば摂取を避けたい油。比較的安価で保存もきくものが多いが、必要以上に摂り過ぎるとあらゆる健康障害の原因となる。

月見草油	ごま油	大豆油
グレープシードオイル	コーン油	綿実油
パンプキンシードオイル	ウォールナッツオイル	麻の実油

第4章

脂質と
もっと上手に
付き合う

糖質制限では油を気にしなくていいというが本当？

糖質を摂るタイミングと油の種類に注意

ダイエットのひとつとして定着した糖質制限。糖質の摂取量を減らし、体内の脂肪をエネルギー源として燃やすことで痩身を目指します。糖質の摂取量を減らす分、一日に摂れるカロリーも減るため、**その他のエネルギー源であるタンパク質や脂質で補うのが一般的ですが、脂質の過剰摂取が気になる方も少なくないでしょう。**明確にしておきたいのは、「過度に糖質を制限すること自体推奨できない」ということです。

もちろん糖質の摂りすぎは肥満の原因にもなりますが、糖質を摂ることはやはり人間にとって重要であり、特に摂取のタイミングには気を配らなければいけません。朝食はその日の活動を開始するために、すぐにエネルギーとなる糖質と、そのあとに必要となる脂質を摂るべきです。昼食もほぼ同様ですが、夕食にはエネルギーが必要ではないため、糖質を避け、タンパク質と食物繊維を中心としてメニューがよいでしょう。

脂質はエネルギー源になるだけではなく、多くの働きがあるので、こちらも糖質と同様に必須の栄養素です。ただし絶対に注意しなければいけないのが、飽和脂肪酸、オメガ9系脂肪酸、オメガ6系脂肪酸、オメガ3系脂肪酸の摂取バランス。特に身体に害をおよぼすオメガ6系の過剰摂取と、健康効果の高いオメガ3系の不足には十分に注意してください。

人間が太る要因・仕組み

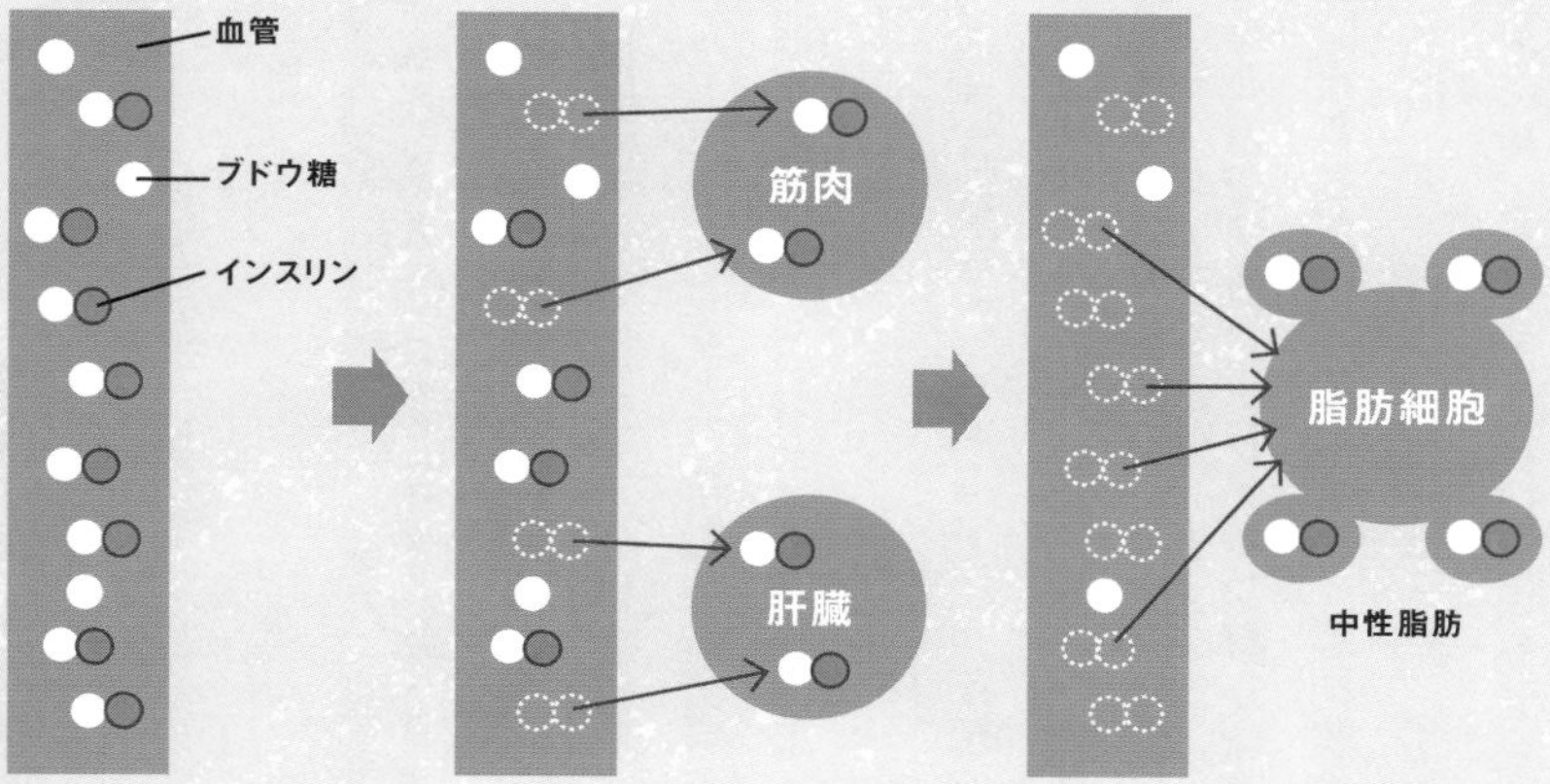

血中のブドウ糖が増え、インスリンが分泌される

インスリンによりブドウ糖は筋肉や肝臓に運ばれ貯蔵される

貯蔵分が一杯になるとブドウ糖は脂肪細胞へ運ばれ中性脂肪となる

理想的な一日3食でのエネルギーの摂り方

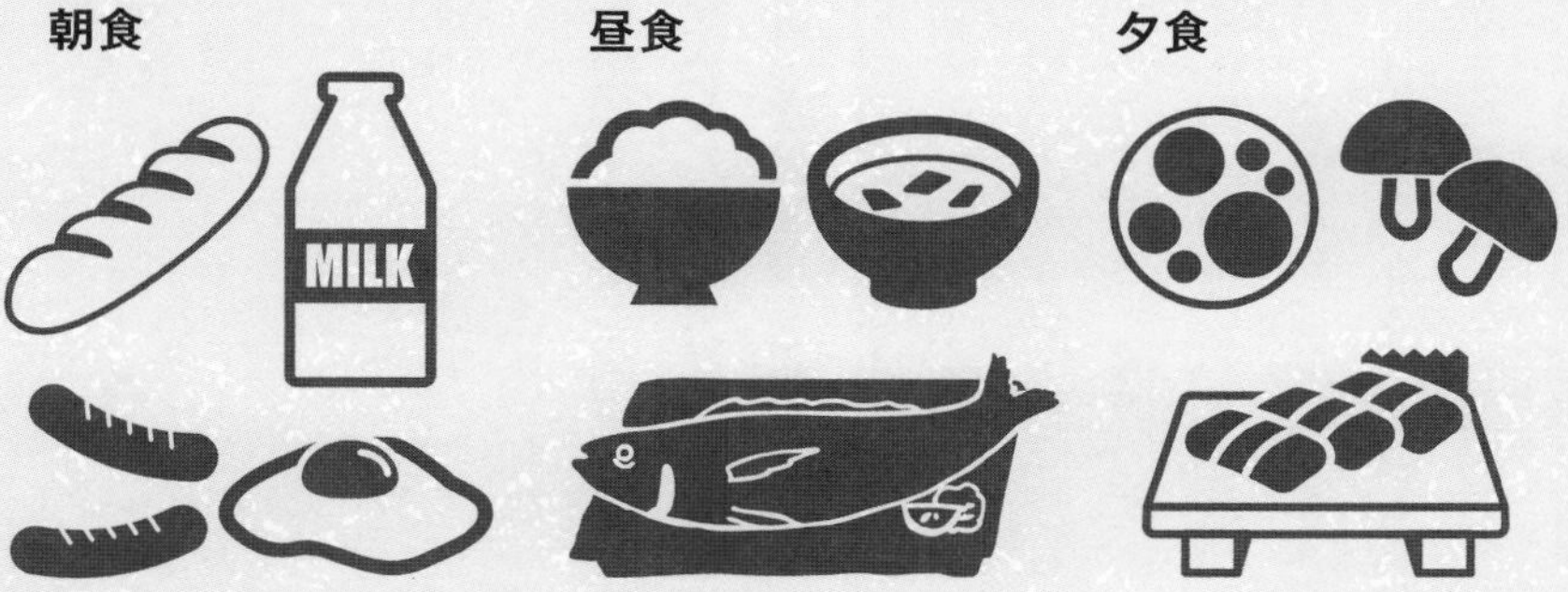

朝食、昼食に関しては糖質の摂取についてはさほど気に掛けなくてもかまわない。糖質は人間が動くためのエネルギーとなるため、良質な油とともに適度に摂取しよう。夕食はその後あまり動く必要がないため、タンパク質と食物繊維を中心に。

（出典　Holist Nurs Pract.2015;29;151-7）

健康になると話題の油 ①えごま油

豊富なα‐リノレン酸があなたを健康に

オメガ3系脂肪酸が油でありながら、さまざまな健康効果をもたらすことは、ここまで何度も言及してきましたが、そのオメガ3系脂肪酸を摂取するのに、もっとも理想的なオイルが、えごま油です。

その大きな理由のひとつが、**花粉症やアトピーなどのアレルギー反応の抑制、動脈硬化や心筋梗塞、脳卒中などの生活習慣病のリスクの低減が期待できるα‐リノレン酸が豊富に含まれていること**が挙げられます。脂肪酸の構成比でいえば、α－リノレン酸が60％以上を占め、食用油の中でもっとも高いといわれています。

このα－リノレン酸が体内でEPAとDHAに変わり、エイコサノイドやドコサノイドという生理活性物質を産生します。この物質は**血圧を低下させたり、血管を拡張させる作用を持つため、全身の血流を促すことから、たくさんの身体によい効果を生み出す**のです。

またEPAとDHAは魚類、特に青魚に多く含まれ、頭がよくなる栄養素として広く知られていますが、脳の認知機能の向上や心のバランスを整えるのに効果があるといわれています。

実際に1997年に発表された「魚介類の摂取とうつ状態との関係」という論文によれば、魚をよく食べる国ほど、国民のうつ病の罹患率が低いというデータが発表されました。海に囲

えごま油　DATA&MEMO

原料	産地	科名
えごまの種子	中国・韓国・日本	シソ科

●脂肪酸構成比

α-リノレン酸	60%
オレイン酸	15〜20%
リノール酸	10〜15%
その他	10%

食用油のなかでα-リノレン酸の割合がもっとも高い。α-リノレン酸は花粉症やアレルギー反応を抑制し、動脈硬化や心筋梗塞、脳卒中などの生活習慣病の危険性から身を守ってくれます。

こんな食べ方・料理に合う

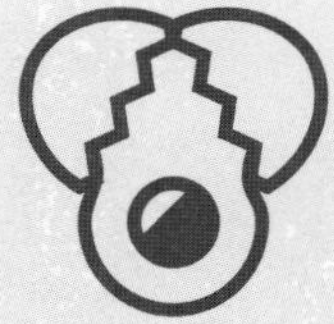

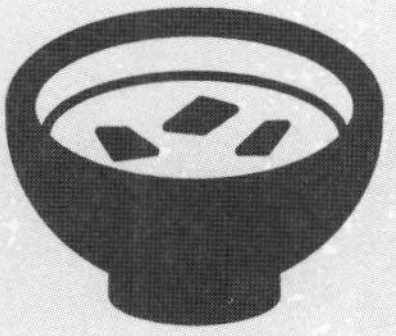

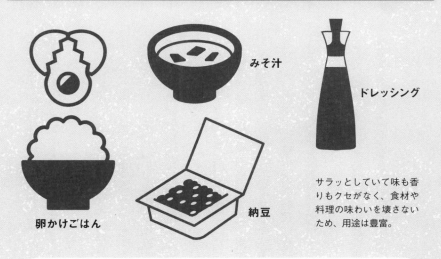

みそ汁

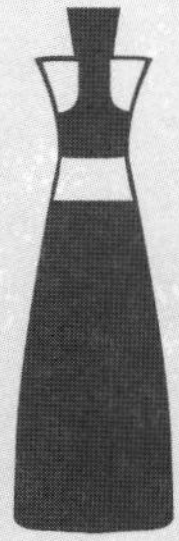

ドレッシング

卵かけごはん

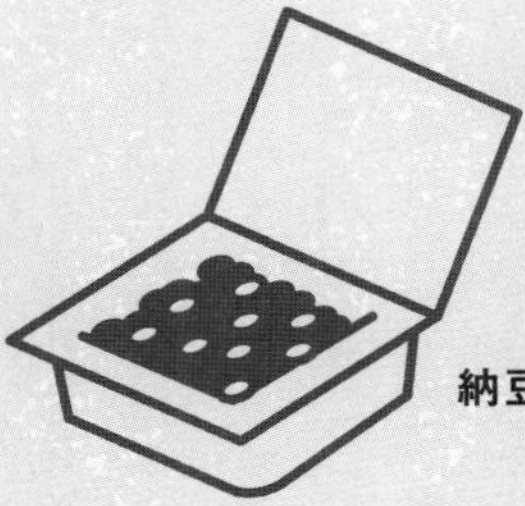

納豆

サラッとしていて味も香りもクセがなく、食材や料理の味わいを壊さないため、用途は豊富。

保存方法　開封前は常温の冷暗所でも問題ないが、長期保存は不向きなため開封後は冷蔵庫で保存しよう。

まれ、豊富な漁獲量を誇る日本は1997年当時、ひとりあたり1日平均で約100グラムの魚介類の消費量があり、うつ病などの気分障害の患者数は約43万人（1996年）とかなり低く抑えられていました。しかし年々、魚介類の消費量は下がり続け、2013年には1日平均73グラムにまで減っています。それと反比例するかのように気分障害の患者数は上がり、2005年には約92万人、2008年には104万人にまで増加しました。

　このようにEPA・DHAの摂取量と気分障害の発症率には相関関係があることは明白ですから、魚介類とともにオメガ3系脂肪酸を多く含むえごま油を日々の食生活のなかで積極的に摂取していきましょう。

よく食べる料理に〝かけて〟みよう

原材料のえごまは、元々インドや中国で作られ、日本では縄文時代から栽培されてきたという歴史が残っており、日本最古の油脂植物といわれています。

　平安時代初期から灯明や塗料などに用いられ、その後800年間に渡り、さまざまな用途で使われてきましたが、江戸時代後期に、より生産効率のいい菜種が船来したことで徐々に生産量が減っていったという歴史があります。しかし近年、その高い健康効果が注目を浴びて、少しずつ認知が広がっていっています。

　粘度が低く、香りも鼻につくほどきついものではないため、多種多様な料理に合わせることが可能です。ただし加熱調理には適さないため、卵かけご飯やみそ汁、納豆にかけたり、ドレッシングのベースにするなど、可能な限り、栄養を損なわない食べ方をオススメします。

えごま油ができるまで

1. えごまの種子を搾油機に投入し、ゆっくりと油を搾り出す。酸化を避けるために、低温でゆっくりと搾油していくのが特徴。

▼

2. 搾り出した油をろ過し、不純物を取り除く。搾油後すぐに作業することによって、酸化を避けられる効果もある。

▼

3. ろ過が済めば、鮮度を保つためにすぐに瓶詰め。開封前は常温、開封後は冷蔵庫で保存すれば酸化をかなり避けられる。

一日に必要なオメガ3摂取量

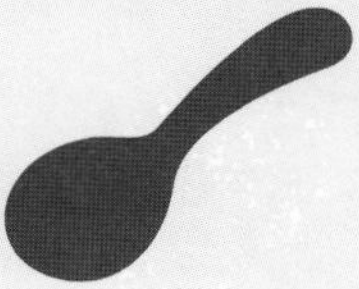

オメガ3系脂肪酸の一日あたりの摂取目安量

1.6～2.4g

（＝およそスプーン小さじ1杯）

●オメガ3系脂肪酸の一日の摂取基準

（単位：g）

	男性	女性
18～29歳	2.0	1.6
30～49歳	2.0	1.6
50～64歳	2.2	1.9
65～74歳	2.2	2.0
75歳以上	2.1	1.8

妊婦 1.6g
授乳婦 1.8g

（出典　厚生労働省「2020年度 日本人の食事摂取基準」より）

第4章
脂質と
もっと上手に
付き合う

健康になると話題の油 ②アマニ油

織物のリネンの原料となる亜麻の種子を、その栄養分を損なわないように低温圧搾で抽出された油です。もともとは中央アジアが原産で、現在は中国、北アメリカを中心に生産が盛んにおこなわれており、日本では主に北海道で栽培されています。

えごま油とほぼ同等の脂肪酸組成比率で、α-リノレン酸が55%以上と高濃度で含有されており、その他にオレイン酸やリノール酸も、えごま油とほぼ同程度含まれています。そのことから、えごま油と同様の健康効果が期待できるオメガ3系脂肪酸のオイルといって良いでしょう。

味わいとしては、独特の苦みや風味を持ち、粘度が高いことが特徴です。とはいえ、極端に気になるほどでもないため、料理の仕上げに少量をかける程度であれば、味や風味を大きく損なうことはありません。アマニ油が持つ独特の風味や味を活かす場合は、中華料理やエスニック料理、キムチにかけるとより一層深い味わいをもたらしてくれます。また、スムージーに混ぜるのもオススメの調理法のひとつです。

劣化しやすいため保存は丁寧に

ただし、えごま油と同様に劣化(酸化)が進みやすい油のため、保存方法に注意しましょう。室内光でも劣化が進むほど繊細なため、遮光瓶に入れ、冷暗所や冷蔵庫で保存してください。

アマニ油　DATA&MEMO

原料	産地	科名
亜麻の種子	中国・カナダ・アメリカ	アマ科

●脂肪酸構成比

α-リノレン酸	55%
オレイン酸	15〜20%
リノール酸	10〜15%
その他	15%

えごま油同様、αーリノレン酸の割合が過半数を占めている。αーリノレン酸は体内でEPAやDHAに変わって血液の循環を良くし、さらには脳の活性化も促す。

こんな食べ方・料理に合う

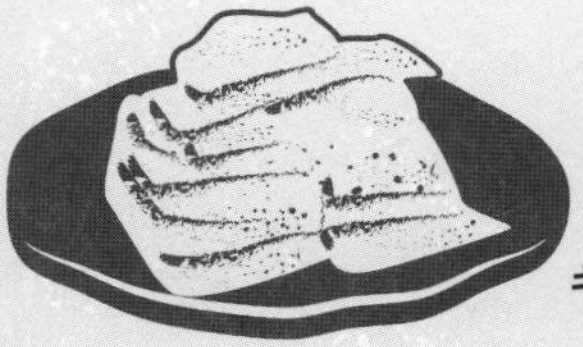

キムチ

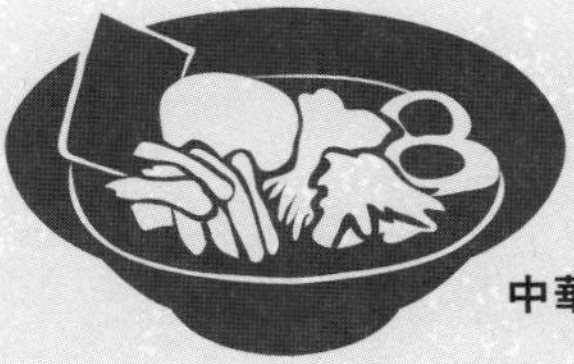

中華料理

エスニック料理

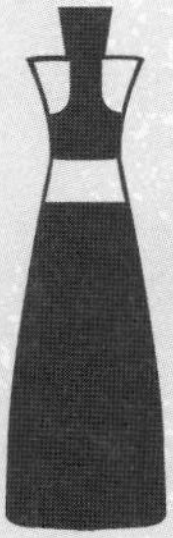

ドレッシング

苦味が多少あり、風味も独特なため、中華料理やエスニック料理にかけると合う。特にキムチとの相性は抜群。

保存方法　開封前は冷暗所、開封後は冷蔵庫に。熱や光に弱いため、必ず遮光ビンで保存するようにしよう。

第4章

脂質と
もっと上手に
付き合う

健康になると話題の油 ③サチャインチオイル

ここ10年で認知が広まった食用油

えごま油やアマニ油と比較して、あまり広くは知られていませんが、このサチャインチオイルもα－リノレン酸が豊富に含まれた、身体によいオメガ3系脂肪酸の油です。そのため摂取することで、アレルギー症状の緩和や、生活習慣病のリスクの低減が期待できます。

ペルーのアマゾン熱帯雨林地域が原産で、その原材料となるサチャインチの種子を低温圧搾して、油を抽出しています。**近年になって栄養成分が豊富にあることが知られるようになり、15年ほど前から食用油として利用されるようになりました。**

栄養面における特徴は、**植物油のなかでもビタミンEの含有量が極めて高いこと。このビタミンEは血流促進作用があり、身体の冷えや肩こりに有用なだけではなく、抗酸化作用もあるため、体内の新陳代謝を促し、肌の健康を保つのに高い効果が期待できます。**

味わいとしては、粘度が低く、サラッとした軽い風味が特徴で、どんな食材や料理と合わせても違和感がありません。野菜料理や魚介類、パスタやパンといった主食にかけるなどして、豊富に含まれるα－リノレン酸やビタミンEを摂取しましょう。またオメガ3系脂肪酸の油の中では比較的、加熱調理に強いため、短時間の炒め物などに利用することも可能です。

サチャインチオイル　DATA&MEMO

原料	産地	科名
インカインチの種子	ペルー	トウダイグサ科

●脂肪酸構成比

α-リノレン酸	50%
リノール酸	30%
オレイン酸	8%
その他	12%

えごま油、アマニ油と比べて、リノール酸の比率が高い。血行促進作用のあるビタミンEが豊富に含まれているのも特徴。また抗酸化作用も高いため、美肌効果を期待して使用することも可能。

こんな食べ方・料理に合う

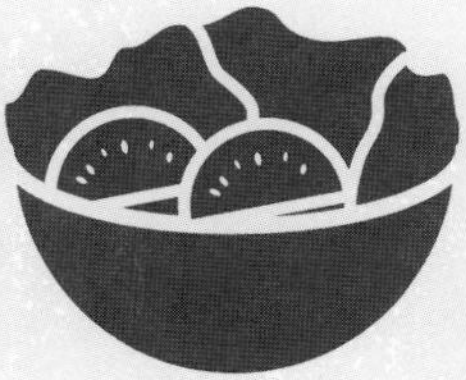

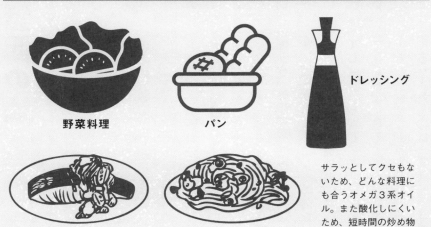

野菜料理

パン

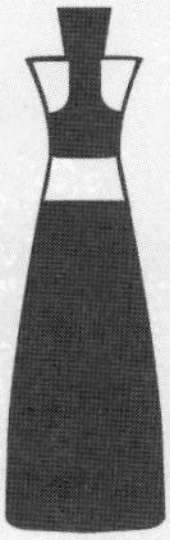

ドレッシング

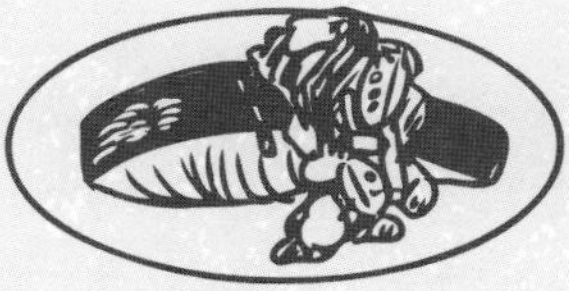

魚料理

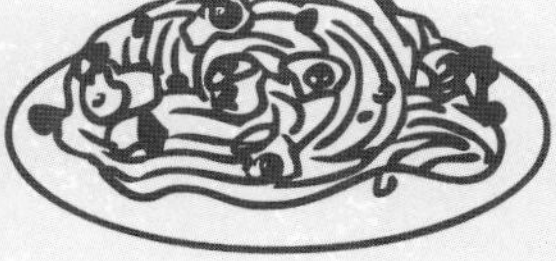

パスタ

サラッとしてクセもないため、どんな料理にも合うオメガ3系オイル。また酸化しにくいため、短時間の炒め物に使ってもOK。

保存方法　開封前は冷暗所、開封後は冷蔵庫に。ただし比較的、酸化に強いため、短時間であれば加熱調理も可能。

④健康になると話題の油 MCTオイル

すぐにエネルギーに変わるオイル

近年、注目されるようになった中鎖脂肪酸オイルです。**ココナッツやパームの種子に含まれる天然成分の中鎖脂肪酸を抽出し、100%中鎖脂肪酸だけで構成された油をMCTオイルと呼びます。**

一般的な植物油との違いは、脂肪酸の長さにあります。脂肪酸は酸素、水酸基を軸に炭素が鎖状につながった構造となっていますが、その鎖の長さが一般的なオイル（長鎖脂肪酸）に比べて半分しかないことから、中鎖脂肪酸に分類されています。

この中鎖脂肪酸は前述の通り、小さい形の油であるため、他の一般的な油とは異なり、消化の際に酵素を必要としません。そのため直接、肝臓に運ばれ、そのままエネルギーとして使われます。一般的な油の長鎖脂肪酸と比較した場合、4~5倍ほどエネルギー効率が高いことが大きな特徴です。

このように**早くエネルギーに変わるという特性から〝身体に残りにくい油〟として注目され、特に授乳やトレーニングの前など、すぐにエネルギーを必要とする場合には有用な油といえるでしょう。**しかし、あくまで〝身体に残りにくい〟だけで、決して〝やせる油〟ではありませんから、過度な期待をして普段の食生活に過剰に取り入れるのはオススメできません。

中鎖脂肪酸と長鎖脂肪酸の違い

中鎖脂肪酸のイメージ図（炭素8個）

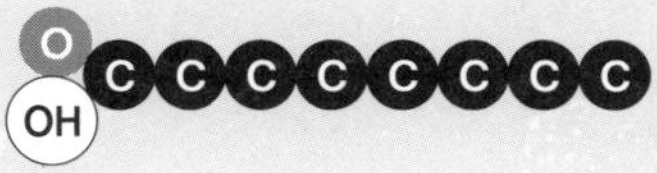

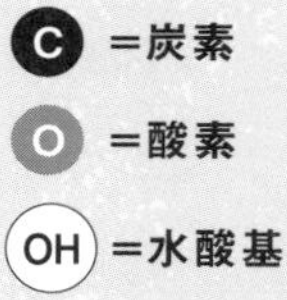

長鎖脂肪酸のイメージ図（炭素16個）

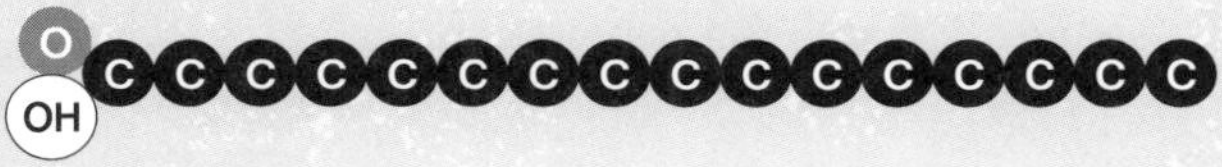

油は鎖の長さや炭素の二重結合の数と位置によって、種類分けされる。中鎖脂肪酸は長鎖脂肪酸と比較して短いため、その分、体内でエネルギーに変わりやすく、中鎖脂肪酸を多く含む油は脂肪に変わりやすいオイルとして注目を集めている。

中鎖脂肪酸と長鎖脂肪酸の代謝について

中鎖脂肪酸

食べる

↓

肝臓に運ばれて吸収

↓

肝臓ですぐさま
エネルギーとして分解

長鎖脂肪酸

食べる

↓

全身に運ばれて吸収

↓

筋肉・脂肪組織・肝臓に
貯蔵され、必要に応じて
エネルギーとして使われる

MCTオイル、ココナッツオイル、母乳、牛乳に多く含まれる中鎖脂肪酸は水に溶けやすいため、直接肝臓に入ってそのまま分解される。植物油に多く含まれる長鎖脂肪酸は、小腸で吸収されたあと全身に運ばれ、その都度必要に応じてエネルギーとなる。中鎖脂肪酸の方が４～５倍、速く分解されるといわれている。

第4章のまとめ

油によって健康の維持・増進をはかるには、魚油やえごま油などからオメガ3系脂肪酸を積極的に摂り、一般的なサラダ油などに含まれるオメガ6系脂肪酸をできる限り避けることが大切です。そのために日常の食生活で行うべき習慣や工夫をまとめました。しっかりと意識することで、身体が変わっていくはずです。

毎日スプーン一杯でOK！
良質な油を摂り続けて
多くの病気を予防・改善しよう

96、98ページ

魚料理を週3回以上食卓に！
EPAとDHAを摂ろう

102ページ

オメガ3系は繊細な油
取り扱いに慣れよう

104、106ページ

コンビニ食品に頼った食生活は
身体のために控えよう

110、112ページ

えごま油、アマニ油などの
オメガ3系脂肪酸の油は
積極的に摂ろう！

116、120ページ

脂肪酸別 食物油早見表

■オメガ3系脂肪酸オイル

	適した利用法
えごま油	**生食**(かける、混ぜる)
アマニ油	**生食**(かける、混ぜる)
サチャインチオイル	**生食**(かける、混ぜる)、**加熱**(短時間)

■オメガ6系脂肪酸オイル

	適した利用法
麻の実油	**生食**(かける、混ぜる)、**加熱**(短時間)
ウォールナッツオイル	**生食**(かける、混ぜる)、**加熱**(炒める)
グレープシードオイル	**生食**(かける、混ぜる)、**加熱**(炒める、煮る、揚げる)
ごま油	**生食**(かける、混ぜる)、**加熱**(炒める、煮る、揚げる)
コーン油	**生食**(かける、混ぜる)、**加熱**(炒める、煮る、揚げる)
大豆油	**生食**(かける、混ぜる)、**加熱**(炒める、煮る、揚げる)
月見草油	**生食**(かける、混ぜる)
パンプキンシードオイル	**生食**(かける、混ぜる)
綿実油	**生食**(かける、混ぜる)、**加熱**(炒める、煮る、揚げる)

■オメガ9系脂肪酸オイル

	適した利用法
アボカドオイル	**生食**(かける、混ぜる)、**加熱**(炒める、煮る、揚げる)
アルガンオイル	**生食**(かける、混ぜる)、**加熱**(炒める、煮る、揚げる)
オリーブオイル	**生食**(かける、混ぜる)、**加熱**(炒める、煮る、揚げる)
菜種油	**生食**(かける、混ぜる)、**加熱**(炒める、煮る、揚げる)
こめ油	**生食**(かける、混ぜる)、**加熱**(炒める、煮る、揚げる)
ひまわり油	**生食**(かける、混ぜる)、**加熱**(炒める、煮る、揚げる)
ピスタチオオイル	**生食**(かける、混ぜる)、**加熱**(炒める)
ヘーゼルナッツオイル	**生食**(かける、混ぜる)、**加熱**(炒める、煮る、揚げる)
紅花油	**生食**(かける、混ぜる)、**加熱**(炒める、煮る、揚げる)
マカデミアナッツオイル	**生食**(かける、混ぜる)、**加熱**(炒める、煮る、揚げる)
山茶油	**生食**(かける、混ぜる)、**加熱**(炒める、煮る、揚げる)
レッドパームオイル	**生食**(かける、混ぜる)、**加熱**(炒める、煮る、揚げる)

【監修者紹介】
守口徹（もりぐち とおる）
麻布大学　生命・環境科学部教授。1982年、横浜市立大学を卒業後、製薬会社の薬理部門に勤務。国立がんセンター研究所、東京大学薬学部に研究出向のあと、同大学で博士号を取得。1997年、客員研究員として米国国立衛生研究所（NIH）で脂肪酸と脳機能に関して研究。えごま油などに含まれるオメガ3系脂肪酸の有用性を広めるべく、日々研究・講演を続けている。2020年1月からは日本脂質栄養学会の理事長も務める。

【参考文献】
『カラダが変わる！　油のルール』守口徹著（朝日新聞出版）／『スプーン一杯で認知症を防ぐ！　えごま油健康法』守口徹著（アチーブメント出版株式会社）／『ホントによく効く油の正しい選び方・使い方』守口徹監修（日本文芸社）／『そのサラダ油があなたを殺す』山嶋哲盛著（SBクリエイティブ株式会社）／『からだによいオイル』井上博義著（慶應義塾大学出版会株式会社）／『病気がイヤなら「油」を変えなさい！』山田豊文著（株式会社河出書房新社）
※このほかにも、多くの書籍やWebサイトなどを参考にしております。

【STAFF】
編集 ―――――― 株式会社ライブ（竹之内大輔／畠山欣文）
制作 ―――――― 青木聡（An-EDITOR.）／三谷悠／横井顕
装丁 ―――――― I'll　Products（成富英俊）
本文デザイン ―― 寒水久美子
図版作成 ――――― 寒水久美子／内田睦美
DTP ――――――― 株式会社ライブ

眠《ねむ》れなくなるほど面白《おもしろ》い
図解《ずかい》　脂質《ししつ》の話《はなし》

2020年９月１日　第1刷発行
2024年６月１日　第6刷発行

監修者　守口徹《もりぐちとおる》
発行者　吉田芳史
印刷所　株式会社　光邦
製本所　株式会社　光邦
発行所　株式会社　日本文芸社
〒100-0003　東京都千代田区一ツ橋1-1-1 パレスサイドビル8F
TEL　03-5224-6460（代表）

内容に関するお問い合わせは小社ウェブサイト
お問い合わせフォームまでお願いいたします。
URL https://www.nihonbungeisha.co.jp/

Printed in Japan 112200818-112240516Ⓝ06　（300034）
ISBN978-4-537-21814-5
（編集担当：上原）